肌骨系统超声断层解剖图谱

Musculoskeletal Ultrasound
Cross-Sectional Anatomy

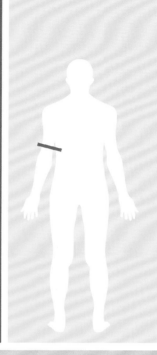

John C. Cianca, MD
Adjunct Associate Professor of Physical Medicine and Rehabilitation
Baylor College of Medicine
University of Texas Health Science Center
Human Performance Center
Houston, Texas

Shounuck I. Patel, Do, MMS
Interventional Regenerative Orthopedic Medicine
Regenexx-Health Link Medical Center
Los Angeles, California

编 著 〔美〕 约翰·C.辛卡
西奥纳克·I.帕特尔

主 译 郭瑞君 曲 鹏 曹 文 李 硕

天津出版传媒集团
天津科技翻译出版有限公司

著作权合同登记号：图字：02-2018-140

图书在版编目(CIP)数据

肌骨系统超声断层解剖图谱/(美)约翰·C.辛卡
(John C. Cianca),(美)西奥纳克·I.帕特尔
(Shounuck I. Patel)编著;郭瑞君等主译.—天津:天
津科技翻译出版有限公司,2023.1
　　书名原文:Musculoskeletal Ultrasound Cross-
Sectional Anatomy
　　ISBN 978-7-5433-4217-0

　　Ⅰ.肌…　Ⅱ.①约…　②西…　③郭…　Ⅲ.①超声应
用–肌肉骨骼系统–断面解剖学–图谱　Ⅳ.
①R322.7-64

中国版本图书馆 CIP 数据核字(2022)第 044872 号

The original English language work:
Musculoskeletal Ultrasound Cross-Sectional Anatomy,1e
ISBN:9781620700624
by John C.Cianca MD, Shounuck I.Patel DO, MMS
has been published by:
Springer Publishing Company
New York,NY,USA
Copyright ⓒ 2018,All rights reserved

中文简体字版权属天津科技翻译出版有限公司。

授权单位:Springer Publishing Company
出　　版:天津科技翻译出版有限公司
出 版 人:刘子媛
地　　址:天津市南开区白堤路 244 号
邮政编码:300192
电　　话:(022)87894896
传　　真:(022)87893237
网　　址:www.tsttpc.comS
印　　刷:天津海顺印业包装有限公司
发　　行:全国新华书店
版本记录:889mm×1194mm　16 开本　21.25 印张　200 千字
　　　　　　2023 年 1 月第 1 版　2023 年 1 月第 1 次印刷
　　　　　　定价:218.00 元

(如发现印装问题,可与出版社调换)

译者名单

主　译　郭瑞君　曲　鹏　曹　文　李　硕

译　者（按姓氏汉语拼音排序）

曹　文　戴欣欣　范春芝　高　伟　郭瑞君

海　宁　李　硕　李明秋　刘　琦　刘雨森

吕朝阳　曲　鹏　宋　倩　孙　宏　徐金玉

尹　莉　张　谱　张　岩　张玲玲　张一帆

赵　阳　周　倩　朱　迎

中文版前言

借超声慧眼,给临床妙手,再插上 5G 翅膀,在精准医疗天空翱翔。但如何借到超声的慧眼?怎样为自己增添一双妙手?又该如何在精准医疗天空翱翔?

笔者在 2018 年首次提出可视化超声或者超声可视化理念,5 年来逐步被临床及超声同仁认可、接纳、使用。任何事物,基础至关重要,无论是超声基础,还是肌骨超声断层(或者超声)解剖,大家认为最难的就是肌骨超声,难在哪里?因为大体解剖或者局部解剖已不能满足超声的诊断需求。《肌骨系统超声断层解剖图谱》这本书利用断层超声图像来加深对临床解剖学的理解,每幅解剖图像都附有同一层面的超声图像,其中重要结构突出显示,学习者可以通过比较超声图像与更熟悉的解剖结构(图示)来了解人体的解剖关系,图像和图注都将使这些解剖关系的动态特征变得明显;此外,超声学习的难点之一是理解解剖结构的空间关系,首先应了解各种组织的超声影像学表现,这对于读懂超声图像中的信息至关重要。本书展示了人体断层图像中的所有组织图像,并且每幅图像的标注都尽可能具体,以帮助读者直观理解;本书中涵盖的断层图像大部分都是短轴层面,用以标出解剖区域的重要特征。另外,本书还包括一些组织结构的长轴图像,能够更加全面、直观地展示整个组织结构的特征;在本书的有些章节,图像可以与该部位的 MRI 图像相互对比观察,有助于加深对解剖结构的理解。上肢和下肢的每个部位的横断面解剖图像对于超声诊断从业人员来说都是非常重要的,每幅示意图都是解锁超声图像隐藏的解剖学信息的关键。这些图注能够将超声图像和解剖信息结合起来,每幅图像/示意图都有一个对应的注释帮助读者识别图像中的各个结构,每幅图像都有标记,以帮助读者定位超声检查位置。这些特点对于超声医师和临床医师同样重要。以超声为基础,掌握肌骨超声断层解剖和临床知识,肌骨相关疾病的超声诊疗会迎刃而解。

时至今日,新技术、新方法、新手段层出不穷,日新月异,但是基础知识、基本技能、基础理论依然是关键。作为一个从事超声医学近 37 年,肌骨超声近 30 年的医生,再次提醒大家基础是关键。尽管本书中有些内容我有不同认识,可能大家也会有不同认识,但为了尊重原著,我们还是求同存异,共同学习。

感谢北京朝阳医院超声医学科各位译者,是他们的努力促成了这本书的问世。由于译者水平有限,不妥或者错误之处难免,还请读者海涵并提出宝贵意见!

2022 年 12 月于北京朝阳

序　言

在过去十年中,肌肉骨骼超声检查领域发展迅速。今天,技术创新、支持性研究和日积月累的临床经验继续激励临床医生和超声医生在临床实践中使用这种强大的检查方式。虽然许多医学院实习单位和团体将浅表超声训练作为其标准课程的一部分,但浅表超声的应用推广因教育水平的不同造成了很大的差异。尽管这种差距因为教科书的推广,在线课程和线下教育有所缩小,但是我们仍然需要一本与时俱进的、高品质的浅表超声检查解剖图谱。该图谱满足了这一需求。

当我在2003年开始学习浅表超声时,我的导师不断提醒我,解剖学是浅表超声检查的关键。尽管阅读了大量文章、学习了许多课程,但我的浅表超声检查的基础是对自己和他人进行超声检查,同时得益于在解剖实验室工作时使用标准的解剖学教科书。而只有在真正掌握了超声解剖学之后,我才能从阅读文献资料或参加超声有关课程中获得帮助。

作为一名经验丰富的超声医师,John Cianca博士非常了解断层解剖学在浅表超声检查领域的重要性,他清楚地认识到必须要有一本高质量的解剖图谱来辅助浅表超声断层解剖学的学习。该图谱可以让读者清晰地了解人体浅表组织。这本图谱条理清楚,简明易懂。读者可以很快找到感兴趣的解剖结构并快速学习或查看相关的超声解剖结构。该图谱图文并茂,重点放在区别不同组织类型之间的回声差异,适用于各年资超声医师。

我很荣幸能够为此书编写序言。此书大大推广了浅表超声的应用,遗憾的是我初学浅表超声时没有学习这本书,但我很高兴现在每个人都可以学习,并用它来更好地服务患者。

Jay Smith

明尼苏达州罗切斯特

前　言

　　诊断性和介入性超声已成为临床医生诊断和治疗肌肉骨骼疾病的重要工具,在医院甚至院外急救中都很实用。超声检查价格低廉,可进行床旁即时检查。此外,作为一种临床影像学检查方法,超声比其他检查方法更适合临床应用。有的病变仅通过病史和体格检查无法明确诊断,超声则有助于鉴别诊断。

　　在教授肌肉骨骼超声 10 多年后,我逐渐意识到学生们往往对解剖区域内的空间结构关系理解不到位。他们需要培养断层解剖上的视觉敏锐度,尽管这不是医学院教授解剖学的重点。然而,这种视觉敏锐度对于阅读超声图像信息至关重要。本书目的是使用断层超声图像来加深对临床解剖学的理解。每幅解剖示意图都附有同一层面的超声断层图像,其中重要结构突出显示,这将有助于学习者通过比较超声图像与解剖示意图来了解人体的解剖关系。此外,图像和图注也有助于理解这些解剖关系在不同层面的动态变化特点。

　　超声学习中的难点之一是如何理解解剖结构的空间关系。首先应了解各种组织的超声表现,这对于充分阅读超声图像中的信息至关重要。本书将展示人体断层图像中的所有组织图像,并且每幅图像的标注都尽可能具体,以帮助读者直观理解。

　　超声声束非常薄,能提供的视野非常窄。实际上,当在长轴方向观察组织结构时,视野非常有限。然而,当在短轴方向观察时,视野显著扩大,即使 1mm 的层厚也可显示局部解剖关系。本书中涵盖的断层图像大部分都是短轴层面,用以标出解剖区域的重要特征。此外,本书还包括一些组织结构的长轴图像,以便更加全面、直观地展示整个组织结构的特征。这些图像在其说明性质上非常引人注目。在本书的有些部分,图像视觉效果甚至与 MRI 图像相当,有助于对解剖结构的理解。

　　我仔细阅读了上肢和下肢每个部位的超声断层图像,这些图像对于任何从事超声诊断的医师来说都是非常重要的。每幅超声图像都附有解剖示意图,并标明了超声图像中对应的结构。非常感谢我的合著者 Shounuck Patel,他的美术天赋加上他对解剖学的理解将使这本图谱成为超声医师的指南。每幅解剖示意图都是解锁超声图像中隐藏的解剖学信息的关键。这些示意图有助于读者将超声断层图像构建为空间解剖关系,从而提高肌骨超声检查能力。

　　每幅示意图/超声图像都有标识,帮助读者识别图像中的各个结构。每幅示意图/超声图像都有体表标记,帮助读者定位超声扫描部位。除了正常结构的图像外,还展示了一些病变的超声图像。

　　最后,希望这本图谱能够帮助读者将复杂的肌骨超声断层图像构建成立体的空间解剖结构。

John Cianca, MD

致 谢

感谢 Christopher Visco 和 Jeffrey Strakowski 对本书的审阅,感谢他们提出的宝贵意见。

还要感谢 Sandra Shriner、Kathy Travnicek、Carolyn Kienstra、物理治疗师 Katie Cannizzaro、Ugochi Azuike、Barbara Trautner、Cathy Thompson、Uzoh Ikpeama、Phuong Nguyen、Alan Swearingen、Angela Cortez、Bao Van、Joslyn John 和 Prathap Jayaram,感谢他们帮忙制作图像。

同时也要感谢 Joe Stubenrauch 和 Demos 医学出版社的工作人员,感谢他们的技术支持。最后我要感谢 Beth Barry,是她支持我编写这本书并最终出版。

John Cianca

我要感谢我的影响者和我的导师,他们在我学习艺术、解剖学和超声方面给予很大的帮助。感谢 Ila Patel、Jim Lee、Frank Netter、Dennis Dowing、Todd Stitik、Patrick Foye、Gautam Malhotra、Susan Garstang、Rex Ma、Gerard Malanga、Mooyeon Oh-Park、Gary Chimes、Chris Visco、Mike Furman、Jim Gilhool、Marco Bodor、Scott Primack 和 John Cianca。

我也要感谢 Joslyn 和 Prathap 让我和 John 合作,感谢 John 给我的绝佳的机会,让我看到肌肉骨骼超声的新视角。感谢 Beth,没有你的指导和支持,这项工作是不可能完成的。

Shounuck Patel

感谢我的父母，是你们给予了我坚定的支持和信心，你们对我成长和发展的无私奉献，使我实现了我的目标。母亲的同情心、体贴，父亲对工作的奉献精神激励和塑造了我。

John Cianca

我的妈妈，感谢您教会我画画，培养了我对艺术的热爱。

Chloe，感谢你一直陪伴，感谢你一直激励着我。

最重要的是感谢我的妻子，Payal，谢谢你支持我，帮助我追求梦想，忍受我长时间的工作。

Shounuck Patel

目 录

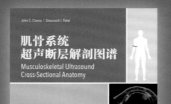

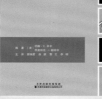

配套学习资源

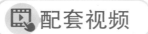

配套视频
边看边学　深入理解

专家共识
肌骨超声　专业解读

案例分析
实战分析　进步更快

读者社群
相互交流　共同进步

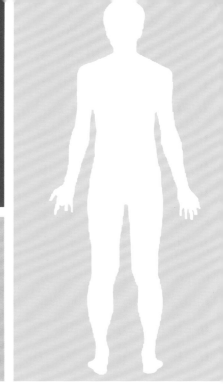

第 1 部分

上肢

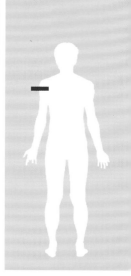

第 **1** 章

肩部

肩部解剖结构复杂。解释肩内结构空间关系具有挑战性。

检查肩的上部和前部时,需要受检者采取坐位或仰卧位,检查者位于受检者一侧,扫查肩上部冠状面和肩前部横断面。

检查肩的后面和侧面时,受检者坐位且需面对超声仪器,检查者位于受检者一侧略靠后,扫查肩后部矢状面和肩侧面横断面。

部分肩袖图像是从前到后呈弧形横切肩袖末端获得的,因此,既不是明显的矢状面也不是横断面。

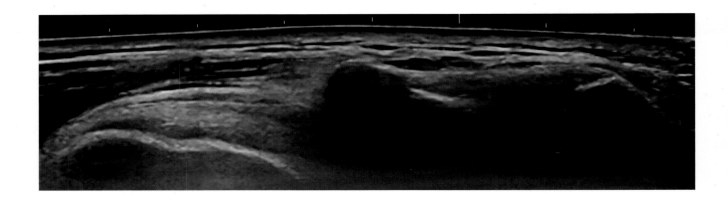

1.1 肩的上部

　　该图为肩上部冠状面图像。肩锁关节位于图像的右中部分。肩峰位于中间,锁骨位于右侧,其外侧即图像的左中部分是冈上肌肌腱,覆以三角肌下囊和三角肌。冈上肌止点位于肱骨大结节。

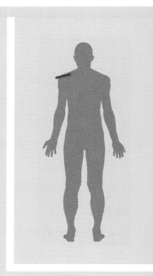

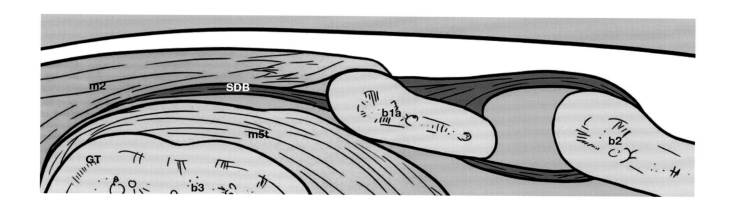

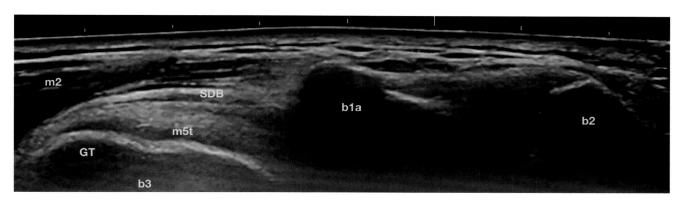

- m2：三角肌
- m5t：冈上肌肌腱
- SDB：三角肌下囊
- b1a：肩峰
- b2：锁骨
- b3：肱骨
- GT：大结节

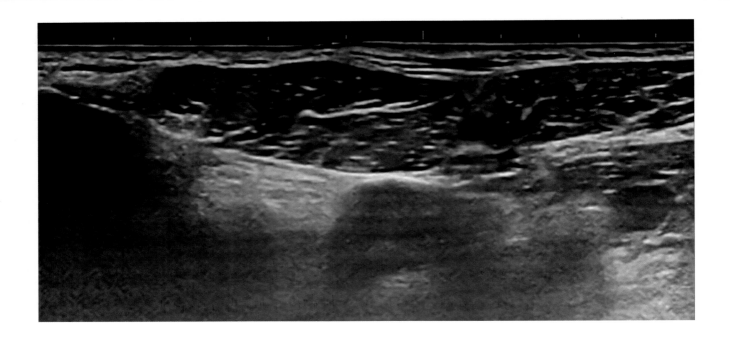

1.2 喙肩弓

在图像的右上部分可以看到三角肌、胸大肌和胸小肌。在图像的中间左侧可见喙肩弓。肩峰位于左侧,喙突位于中间。可以看到喙肩韧带穿过两个骨性突起形成喙肩弓。在图像的右下方可以看到胸廓出口,以及臂丛在喙突平面通过胸小肌肌腱时围绕腋动脉形成的外侧束、内侧束和后束。

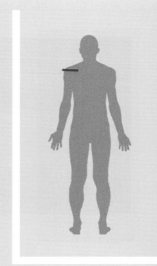

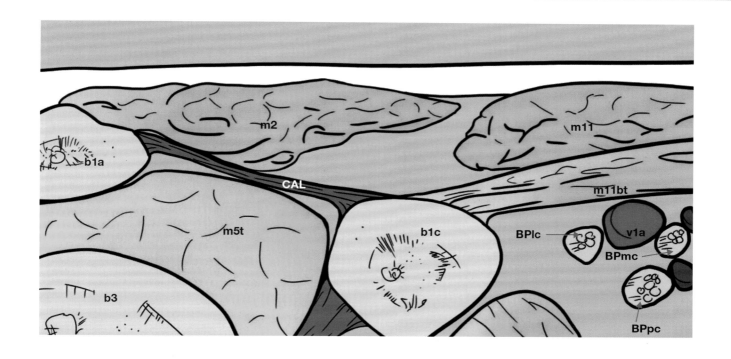

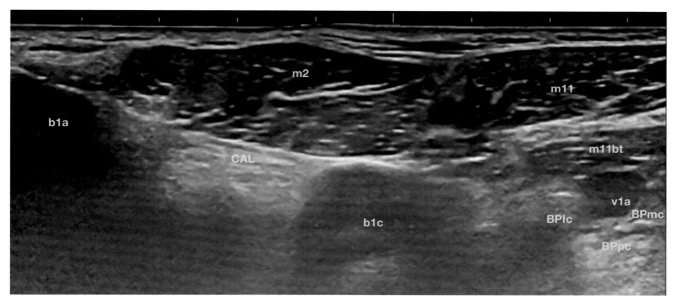

- m2：三角肌
- m5t：冈上肌肌腱
- m11：胸大肌
- m11bt：胸小肌肌腱
- b1a：肩峰
- b1c：喙突
- CAL：喙肩韧带
- b3：肱骨
- BPlc：臂丛神经外侧束
- BPmc：臂丛神经内侧束
- BPpc：臂丛神经后束
- v1a：腋动脉

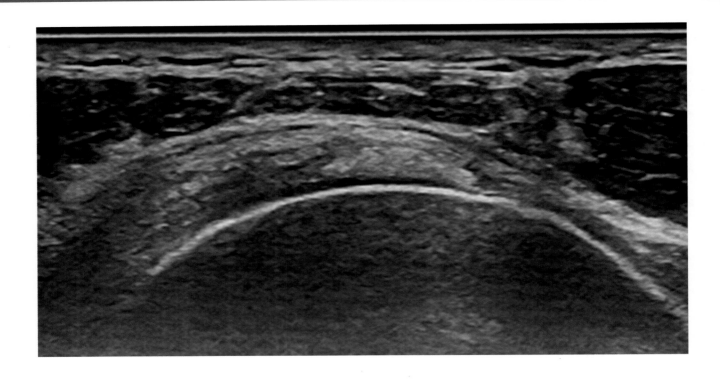

1.3 肩袖间隙的上部

　　该图为肩袖间隙的上部由内向外的宽景成像。由右侧向外侧移动可以看到胸大肌和肩胛下肌。肱骨位于图像中下方。喙肱韧带延伸到肱二头肌肌腱的顶部。在图像的外侧可以看到三角肌和冈上肌末端。三角肌下囊位于整个肩袖间隙的三角肌之下。

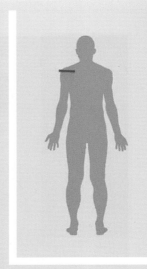

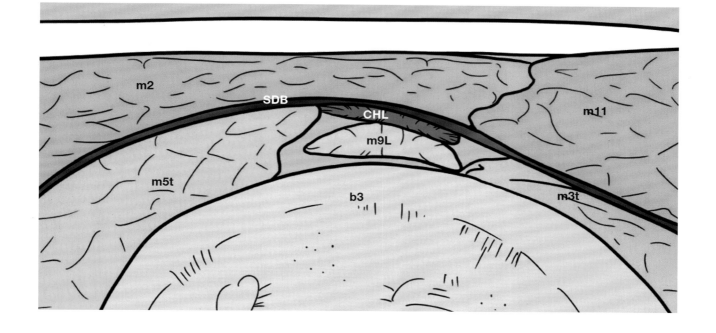

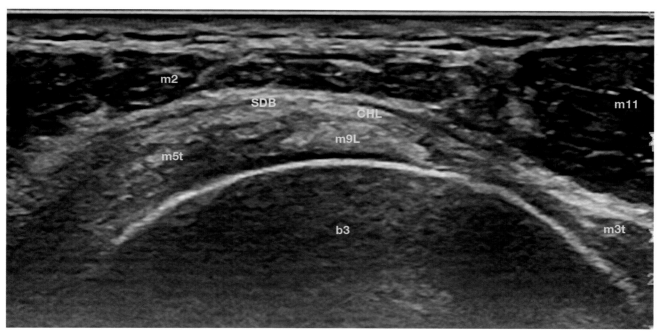

- m2：三角肌
- m3t：肩胛下肌肌腱
- m5t：冈上肌肌腱
- m9L：肱二头肌长头
- m11：胸大肌
- SDB：三角肌下囊
- b3：肱骨
- CHL：喙肱韧带

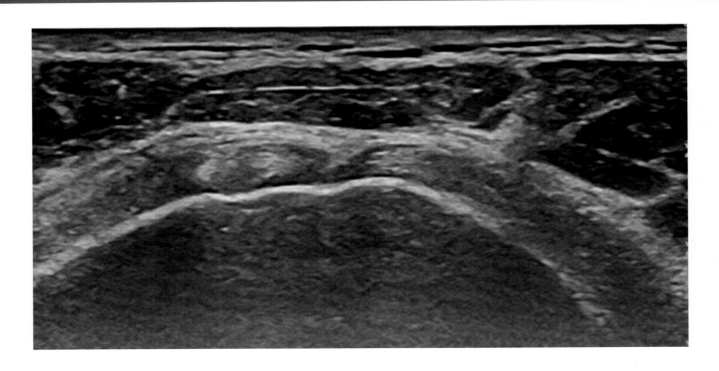

1.4 肩袖间隙的中部

　　该图为肩袖间隙中间部分的横切图像。与前面的图像强调了同样的结构并加上了盂肱上韧带。这个结构位于肱二头肌肌腱和肱骨之间，与喙肱韧带一起构成肱二头肌肌腱长头的滑车结构。

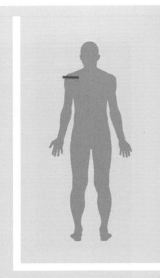

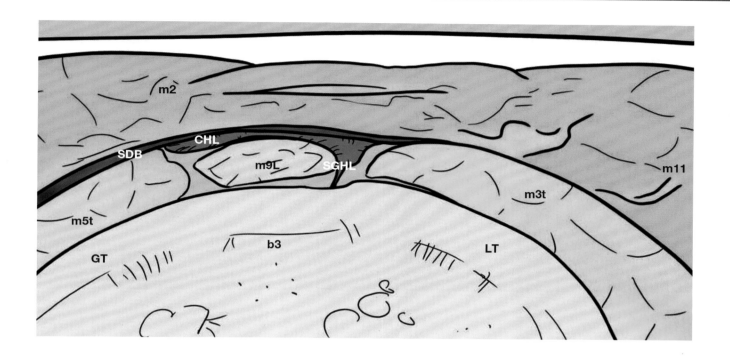

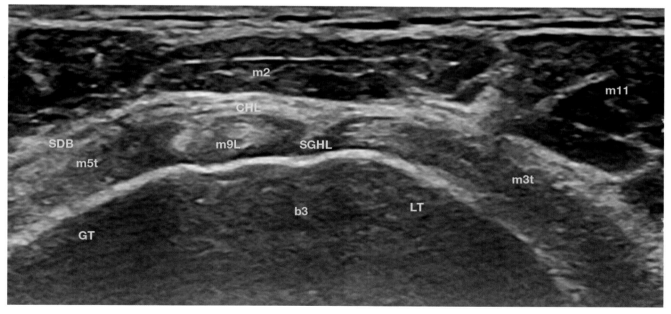

- ● m2：三角肌
- ● m3t：肩胛下肌肌腱
- ● m5t：冈上肌肌腱
- ● m9L：肱二头肌长头

- ● m11：胸大肌
- ● SDB：三角肌下囊
- ● b3：肱骨
- ● GT：大结节

- ● LT：小结节
- ● CHL：喙肱韧带
- ● SGHL：盂肱上韧带

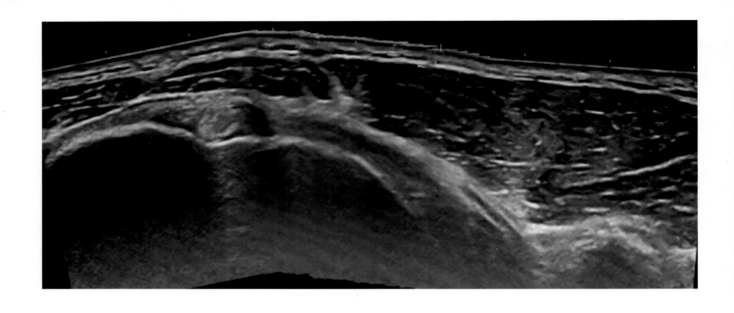

1.5 肩袖间隙的远端

在该图中主要看到的是肩袖间隙的远端部分。肱二头肌长头肌腱现在位于肱骨结节间沟的近端。其内侧紧邻大结节处的冈上肌末梢纤维。肩胛下肌肌腱位于肱二头肌的内侧。图像右侧代表了肩的内侧。胸大肌和胸小肌覆盖着肱二头肌短头和喙肱肌的联合肌腱,因为它们起源于喙突。

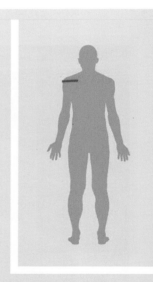

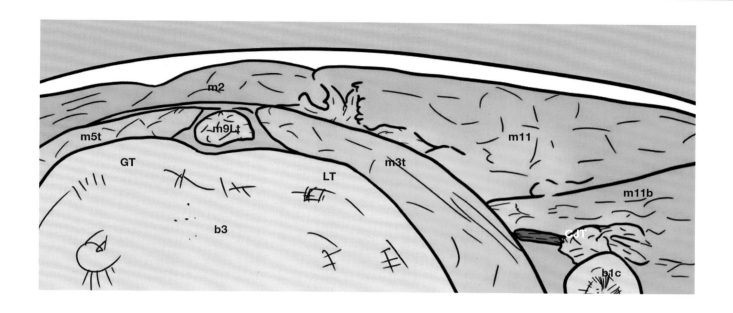

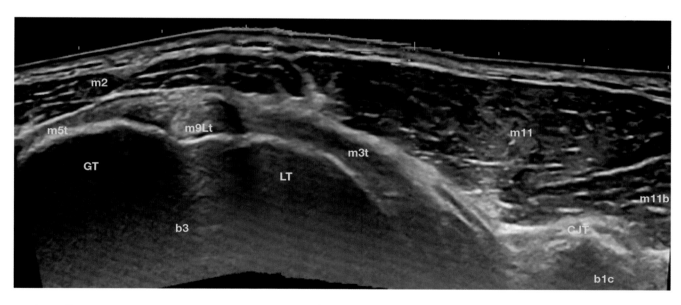

- m2：三角肌
- m3t：肩胛下肌肌腱
- m5t：冈上肌肌腱
- m9Lt：肱二头肌长头肌腱
- m11：胸大肌
- m11b：胸小肌
- CJT：联合腱(喙肱肌/肱二头肌短头)
- b3：肱骨
- b1c：喙突
- GT：大结节
- LT：小结节

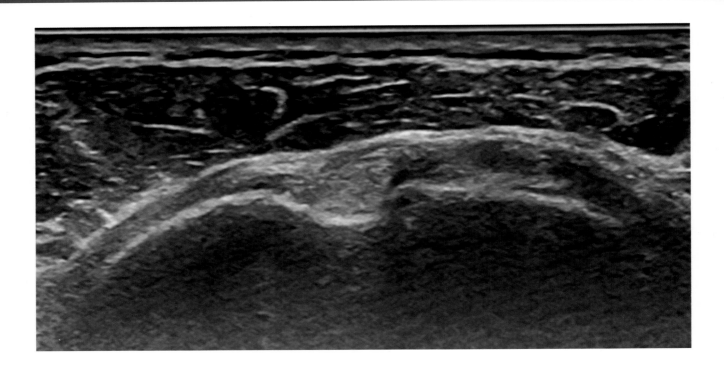

1.6 结节间沟处的肩袖间隙

该图为结节间沟处肩袖间隙远端的特写。

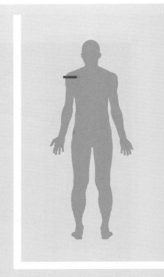

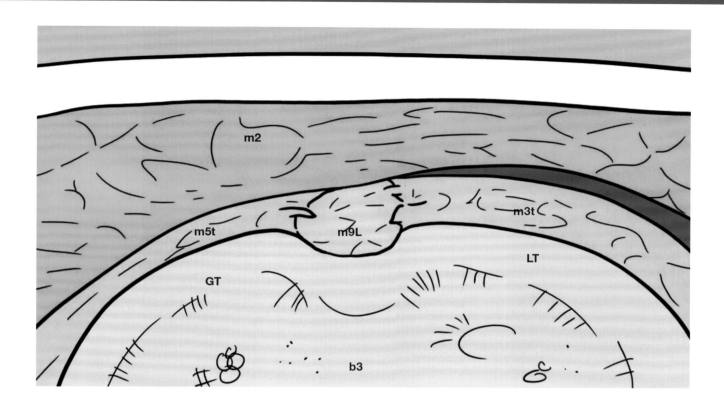

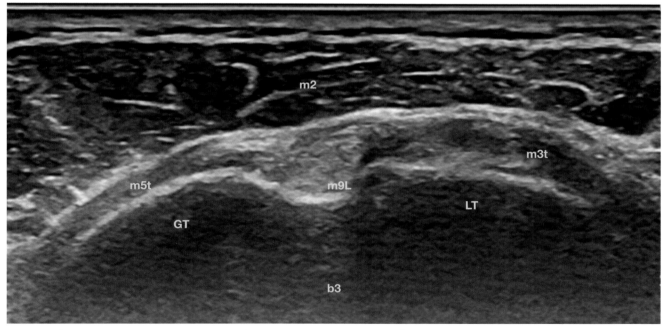

- m2：三角肌
- m3t：肩胛下肌肌腱
- m5t：冈上肌肌腱
- m9L：肱二头肌长头

- b3：肱骨
- GT：大结节
- LT：小结节

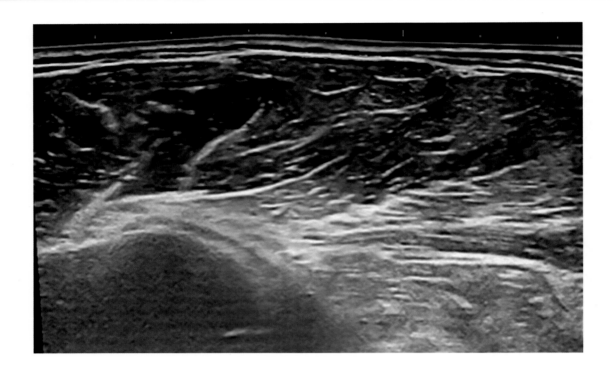

1.7　肱二头肌肌肉肌腱移行处(1)

　　该图和1.8节中的图像主要显示了肱二头肌肌腱离开肩部区域时的末端部分。可以看到胸大肌肌腱形成并向肱骨止点移动。可以看到肱二头肌长头肌腱和短头肌腱从肩部接近它们的出口点。这是胸大肌肌腱的止点。在图像右下方可以看到肌皮神经位于喙肱肌最内侧,而后者走行于肱二头肌短头肌腱下方。在图像下方可以看到背阔肌肌腱止点就附着在肱骨结节间沟底部之前。

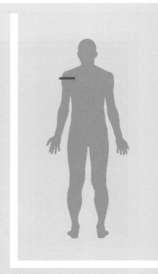

肱二头肌肌肉肌腱移行处(1)

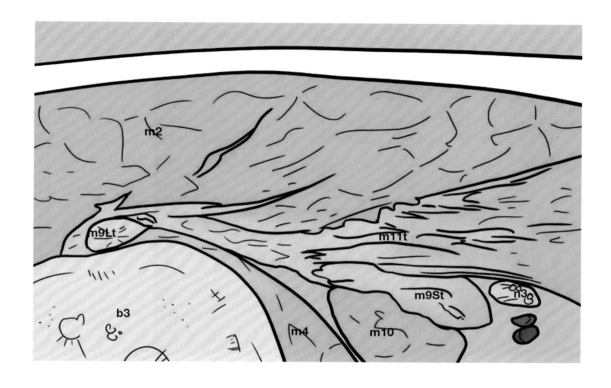

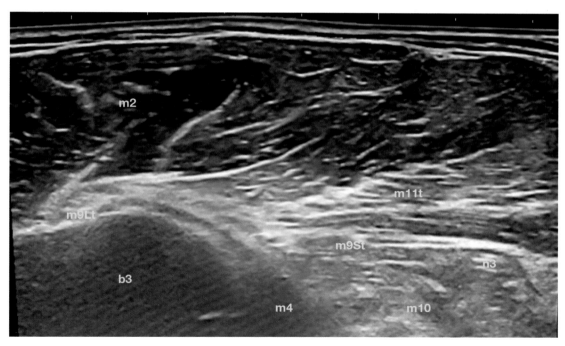

- m2:三角肌
- m4:背阔肌
- m9Lt:肱二头肌长头肌腱
- m9St:肱二头肌短头肌腱
- m10:喙肱肌
- m11t:胸大肌肌腱
- b3:肱骨
- n3:肌皮神经

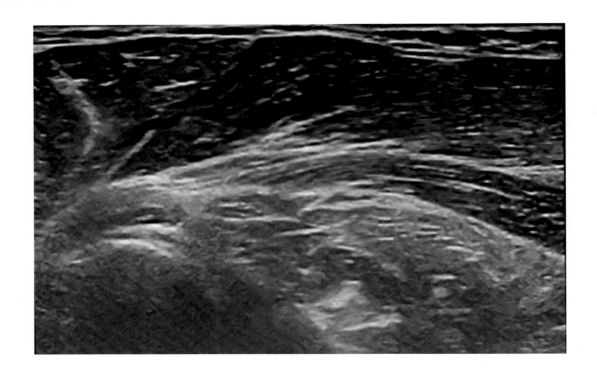

1.8 肱二头肌肌肉肌腱移行处(2)

　　该图和 1.7 节中图像主要显示了肱二头肌肌腱离开肩部区域时的末端部分。可以看到肱二头肌长头肌腱和短头肌腱现在并排在一起,胸大肌在其上方形成一道弧线。三角肌占据了图像上 1/3。图像下 1/3 包含了左侧的肱骨和右侧中部的喙肱肌和肌腱。肌皮神经位于图像中央,在喙肱肌的最内侧和最上侧。随着向远端扫查,它将逐渐向外侧移动。

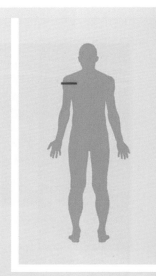

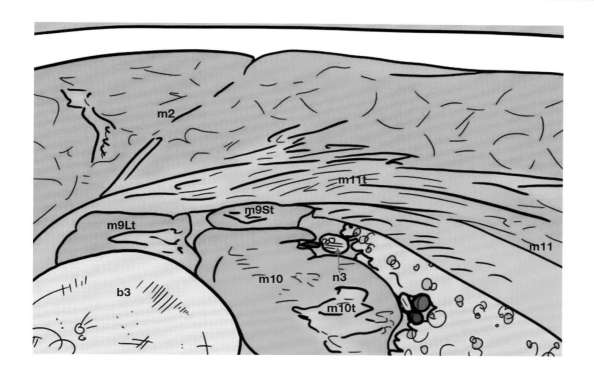

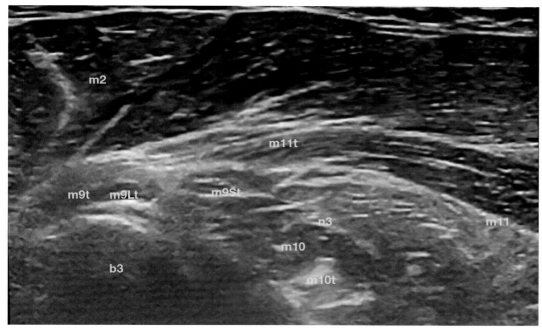

- m2：三角肌
- m9Lt：肱二头肌长头肌腱
- m9St：肱二头肌短头肌腱
- m10：喙肱肌
- m10t：喙肱肌肌腱
- m11：胸大肌
- m11t：胸大肌肌腱
- b3：肱骨
- n3：肌皮神经

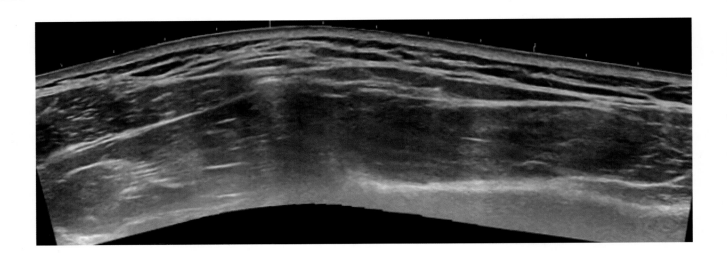

1.9　肩胛骨内侧矢状面

　　这是图像最内侧部分。在图像左侧可以看到斜方肌覆盖着冈上肌。图像中间左侧是肩胛冈，它将冈上肌和冈下肌分开。冈下肌位于肩胛骨的冈下窝。紧邻其远端的是小圆肌的起点。

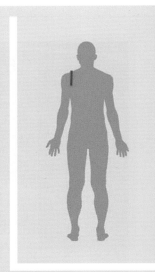

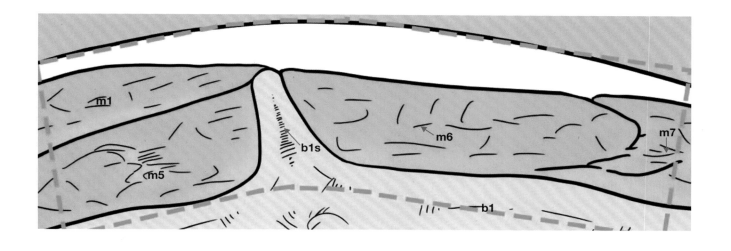

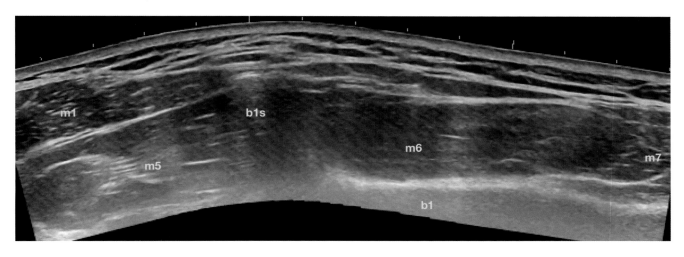

- m1：斜方肌
- m5：冈上肌
- m6：冈下肌
- m7：小圆肌
- b1：肩胛骨
- b1s：肩胛冈

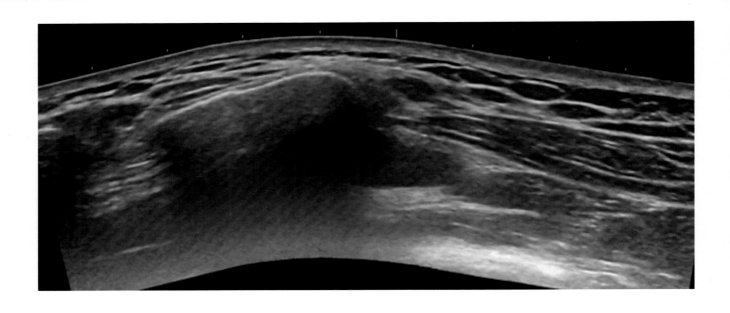

1.10 肩胛骨外侧矢状面

在该图中可以看到斜方肌的末端纤维在锁骨和肩峰的上方。在这些结构的下方可以看到位于肩胛骨冈上窝的冈上肌腱。肩峰位于图像的中间左侧部分,而图像的中间右侧和最右侧部分包含了三角肌最内侧纤维。此外,在三角肌下还可以看到冈下肌和肌腱,以及小圆肌的肌腹。肩胛骨的后表面位于图像右半部分最底部。

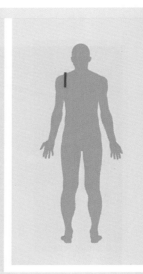

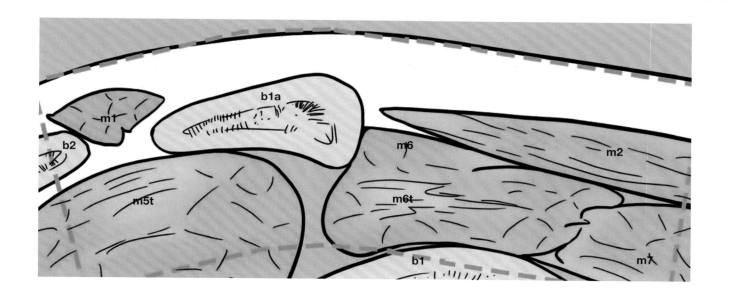

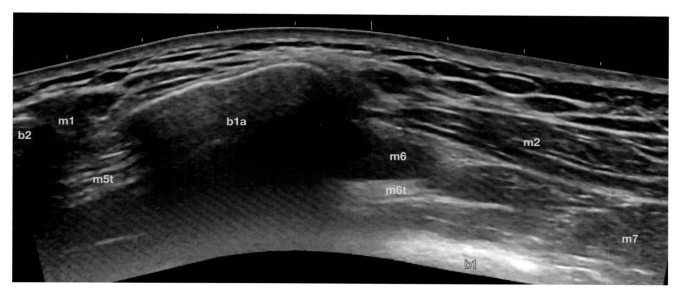

- ● m1：斜方肌
- ● m2：三角肌
- ● m5t：冈上肌肌腱
- ● m6：冈下肌
- ● m6t：冈下肌肌腱
- ● m7：小圆肌
- ● b1：肩胛骨
- ● b1a：肩峰
- ● b2：锁骨

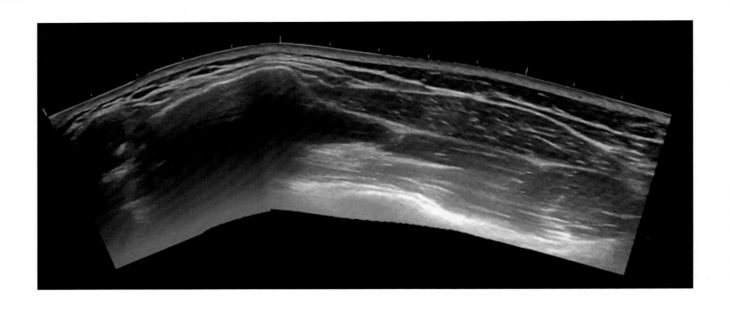

1.11　肩胛骨远外侧矢状面

　　图示左侧为肩锁关节。冈上肌肌腱位于肩锁关节下方。在图像中央及右侧可以看到三角肌下方的冈下肌及肌腱清晰显示。冈下肌右侧为小圆肌。在图像右下可以看到肱三头肌长头的长轴位于小圆肌下方。

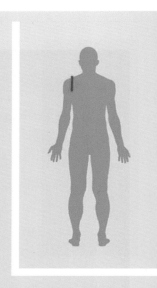

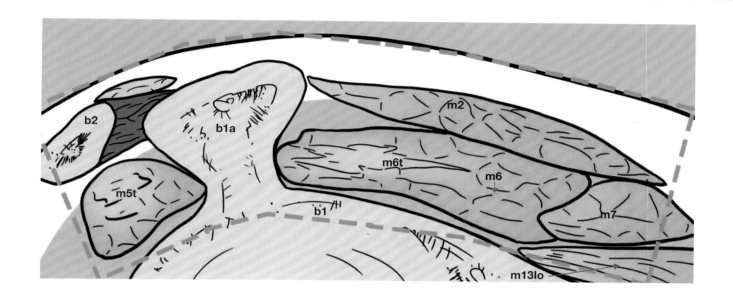

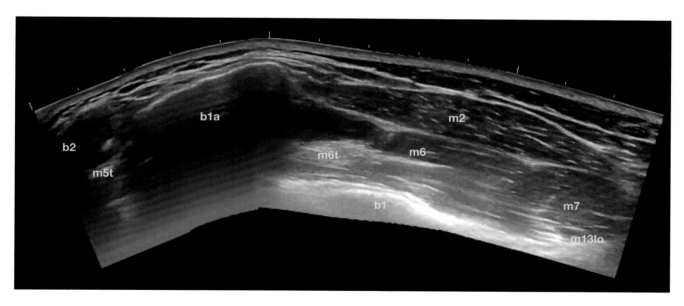

- m2：三角肌
- m5t：冈上肌肌腱
- m6：冈下肌
- m6t：冈下肌肌腱
- m7：小圆肌
- m13lo：肱三头肌长头
- b1：肩胛骨
- b1a：肩峰
- b2：锁骨

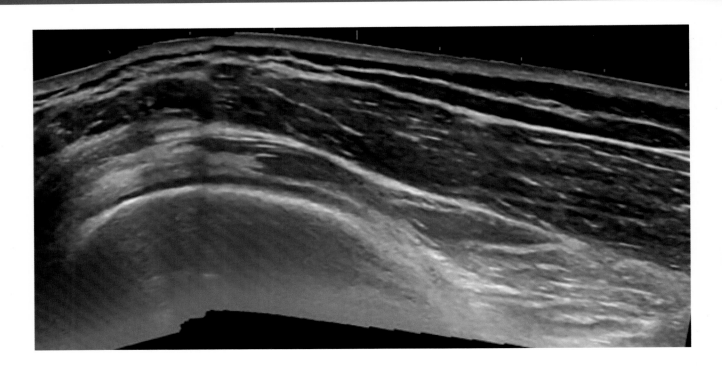

1.12　肩袖背侧矢状面

　　图示为肱骨头的上方。首先看到冈上肌远端的肌纤维与冈下肌远端的肌纤维共同构成了肩袖的外上部分。值得注意的是,冈上肌的肌纤维垂直于探头,冈下肌的肌纤维基本平行于探头。三角肌位于这些肌腱的上方,并向后越过冈下肌和小圆肌。肩袖的下方是肱骨头的关节面。

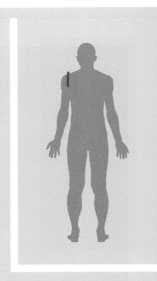

肩袖背侧矢状面

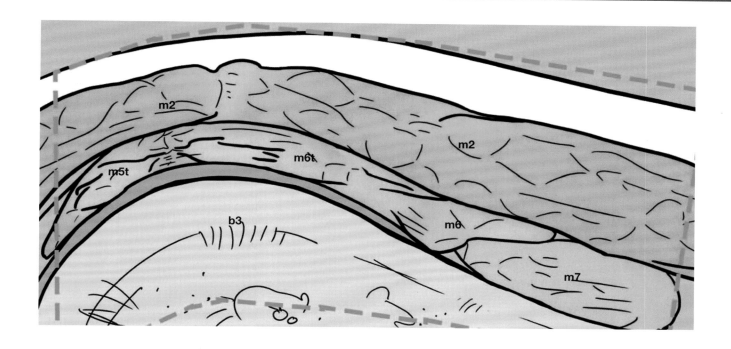

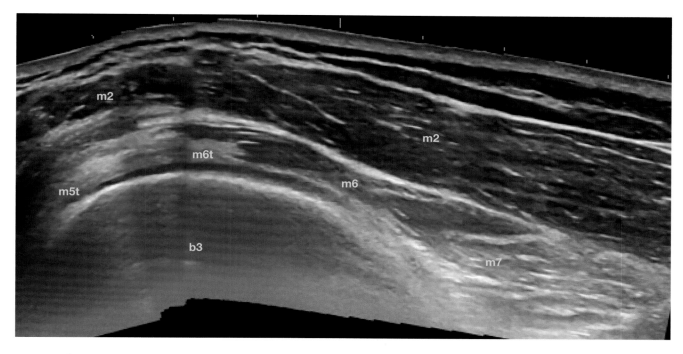

- m2：三角肌
- m5t：冈上肌肌腱
- m6：冈下肌
- m6t：冈下肌肌腱
- m7：小圆肌
- b3：肱骨

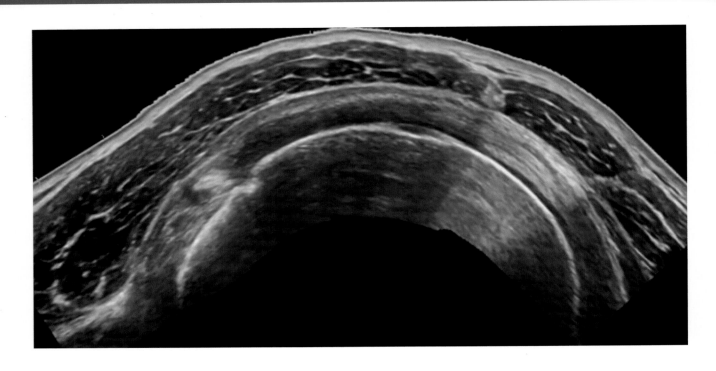

1.13　肩袖肌腱

　　该图从前到后完整地显示了肩袖。在图像前部可以看到肩胛下肌肌腱止于小结节。其外侧就是肱二头肌长头肌腱。在图像中间部分,冈上肌位于肱二头肌肌腱外侧,向后与冈下肌肌腱交织混合。覆盖整个肩袖的是三角肌的前面和后面。三角肌与冈上肌之间为三角肌下囊。

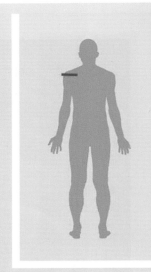

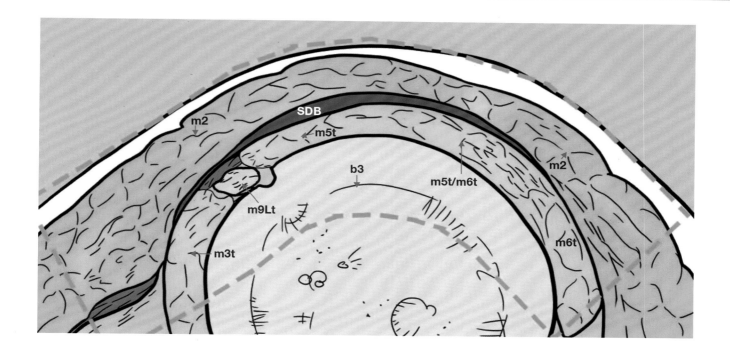

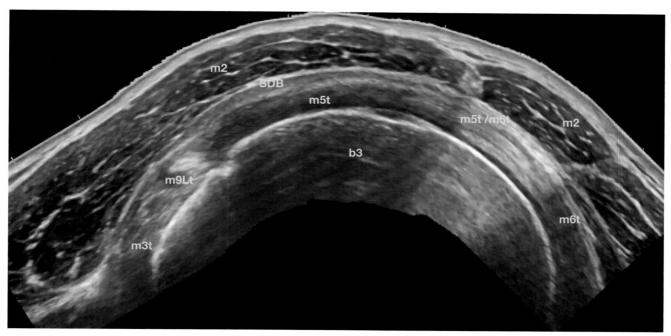

- m2：三角肌
- m3t：肩胛下肌肌腱
- m5t：冈上肌肌腱
- m6t：冈下肌肌腱
- m9Lt：肱二头肌长头肌腱
- SDB：三角肌下囊
- b3：肱骨

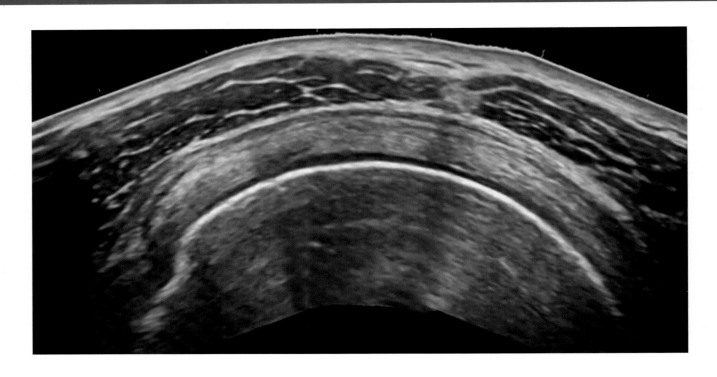

1.14 冈上肌肌腱/冈下肌肌腱

　　在该图中主要看到的是冈上肌肌腱与冈下肌肌腱相互交织,附着于肱骨大结节。在两根肌腱的下面可以看到肱骨头的关节面。三角肌下方的三角肌下囊覆盖在这些肌腱的上面。在图像最左侧可以看到肱二头肌长头肌腱。

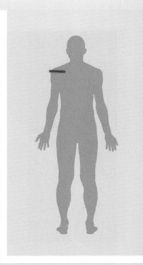

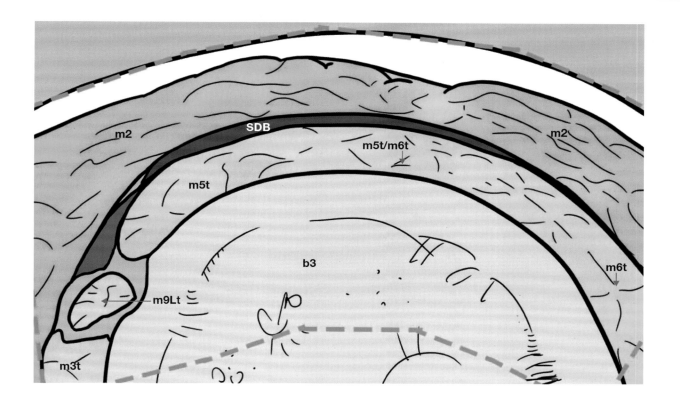

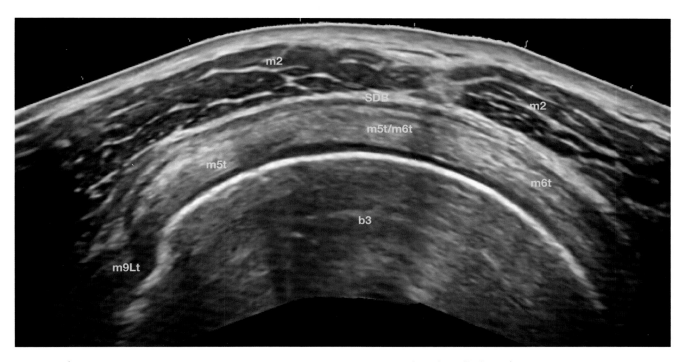

- m2:三角肌
- m5t:冈上肌肌腱
- m6t:冈下肌肌腱
- m9Lt:肱二头肌长头肌腱
- SDB:三角肌下囊
- b3:肱骨

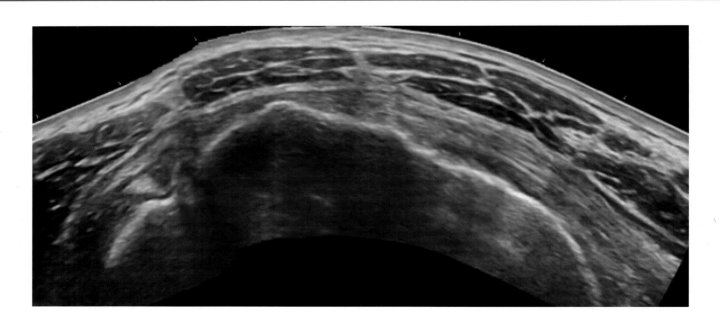

1.15　大结节平面

　　在该图中可以看到冈上肌终末端以短轴附着于肱骨大结节的外上侧。冈下肌的纤维在接近大结节时，以纵切面从右向中间跨越。在图像左侧可以看到肩胛下肌和肱二头肌长头肌腱。

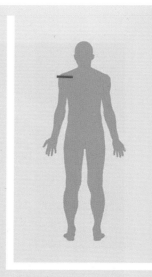

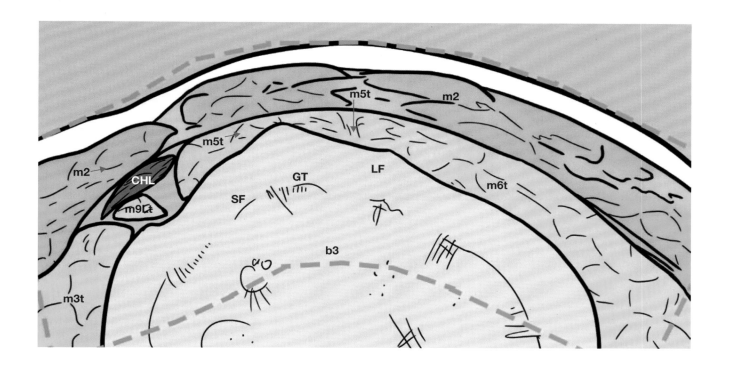

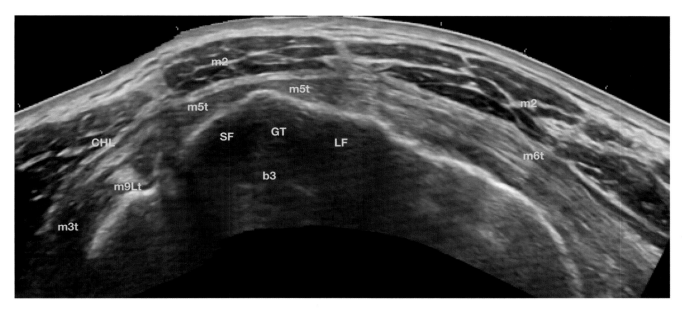

- m2：三角肌
- m3t：肩胛下肌肌腱
- m5t：冈上肌肌腱
- m6t：冈下肌肌腱
- m9Lt：肱二头肌长头肌腱
- b3：肱骨
- GT：大结节
- SF：上部
- LF：侧面
- CHL：喙肱韧带

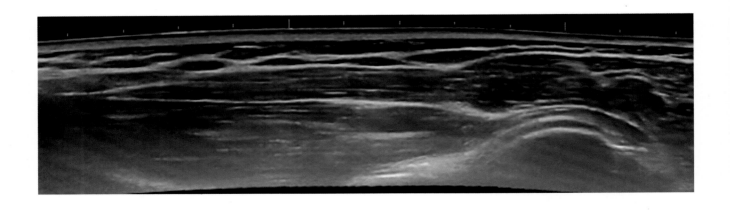

在关于肩部的最后几幅图像中(1.16~1.20节),肩袖的肌群在接近大结节和小结节时,终末端均为长轴切面。

1.16　冈下肌

在该图中可以看到冈下肌走行于斜方肌与三角肌的下方,从内侧向外侧附着于肱骨大结节。另外,关节盂及盂唇也位于冈下肌下方,紧邻肱骨头。

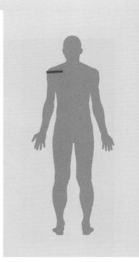

冈下肌

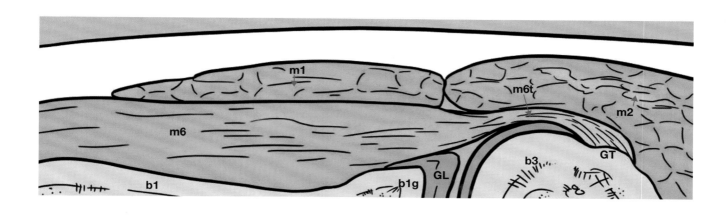

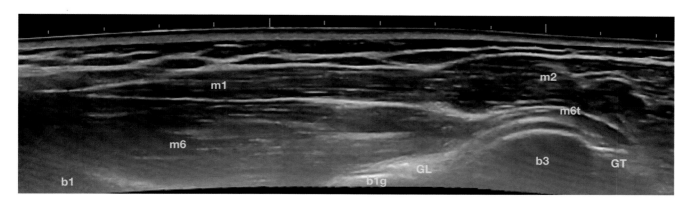

- m1：斜方肌
- m2：三角肌
- m6：冈下肌

- m6t：冈下肌肌腱
- b1：肩胛骨
- b1g：关节窝

- b3：肱骨
- GL：盂唇
- GT：大结节

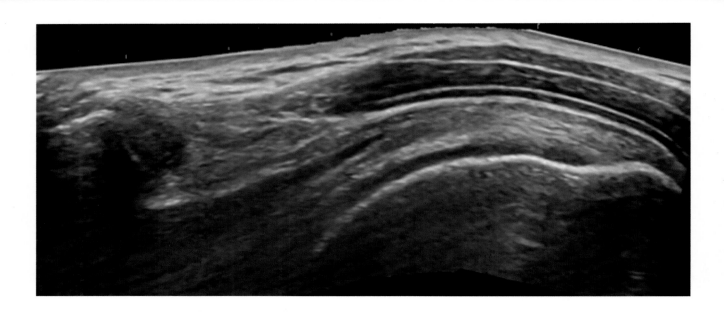

1.17　冈上肌

　　在该图中可以看到冈上肌接近大结节时的肌腱部分。肩峰在图像的最左侧。冈上肌在附着于大结节之前穿过肩峰下面覆盖肱骨头。图像中间显示的是肱骨头的关节面。冈上肌肌腱表面是三角肌，其下是三角肌下囊。

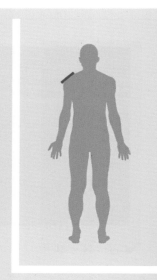

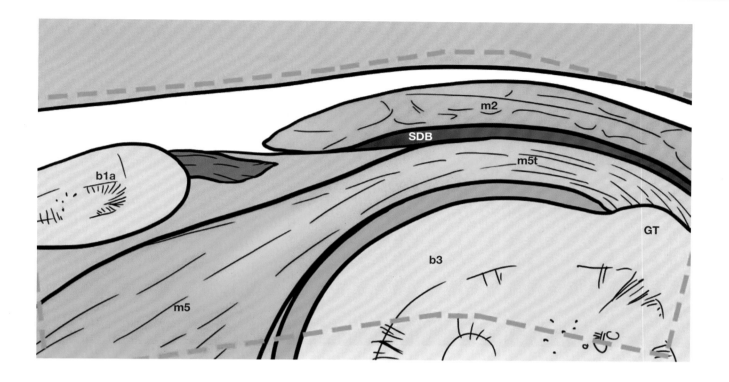

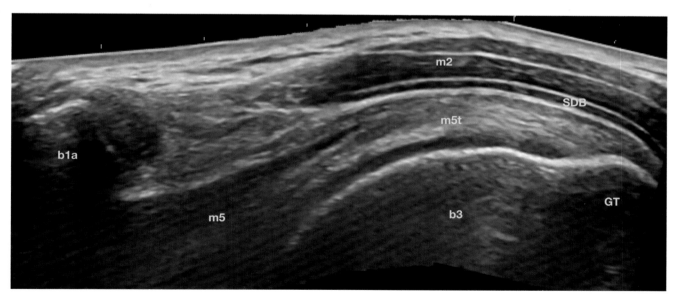

- m2：三角肌
- m5：冈上肌
- m5t：冈上肌肌腱
- SDB：三角肌下囊

- b1a：肩峰
- b3：肱骨
- GT：大结节

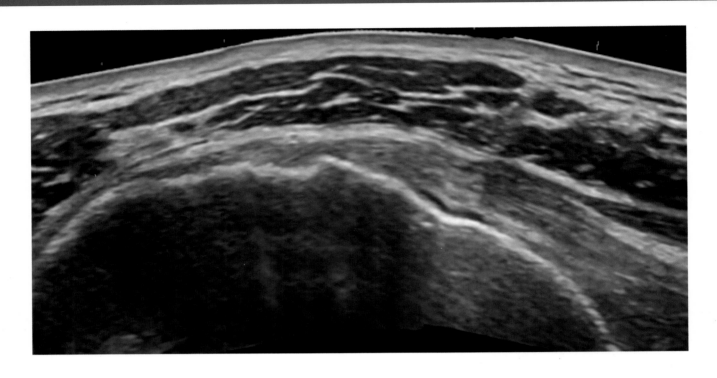

1.18　冈下肌附着处

　　该图显示的是冈下肌附着于大结节的部分。图像右侧显示冈下肌肌肉肌腱移行处，中间部分则显示冈下肌肌腱在大结节的附着处。图中三角肌位于冈下肌的上面。

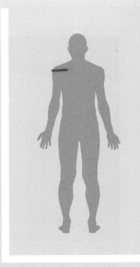

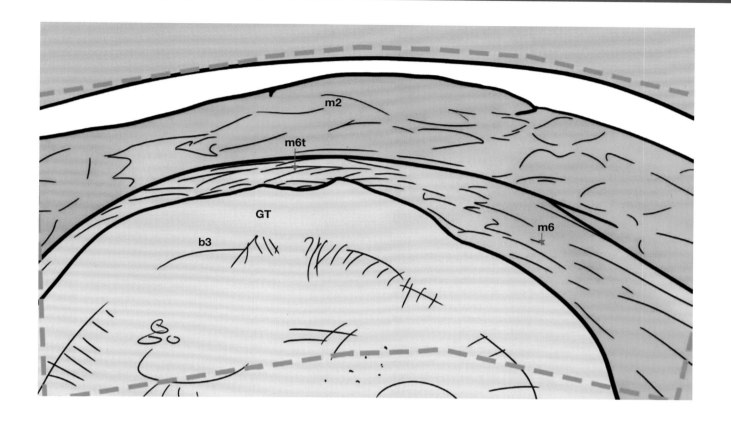

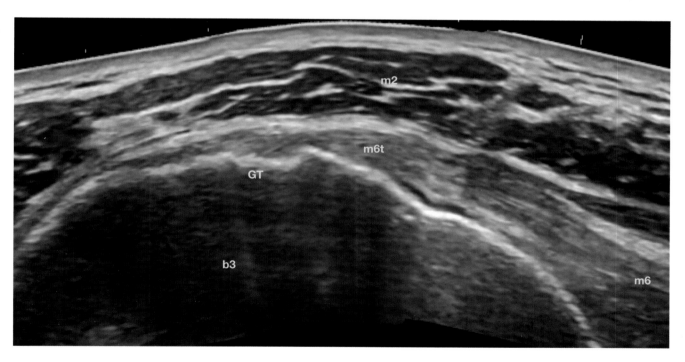

- m2：三角肌
- m6：冈下肌
- m6t：冈下肌肌腱
- b3：肱骨
- GT：大结节

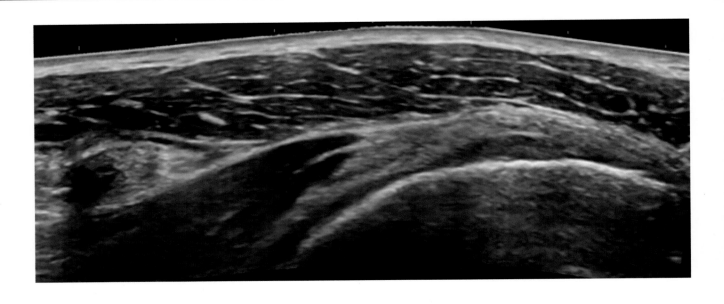

1.19 肩胛下肌

　　该图显示的是肩胛下肌肌腱跨过肱骨头止于小结节。肩胛下肌的左侧是喙肱肌与肱二头肌短头联合腱,附着于喙突。整个图像的前方是肩胛下肌表面的三角肌。

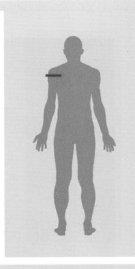

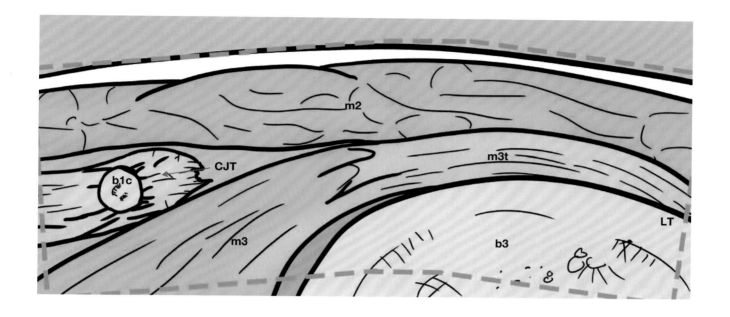

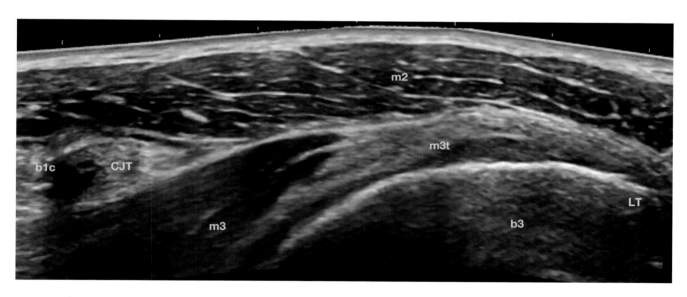

- m2：三角肌
- m3：肩胛下肌
- m3t：肩胛下肌肌腱
- CJT：喙肱肌与肱二头肌短头联合腱
- b3：肱骨
- b1c：喙突
- LT：小结节

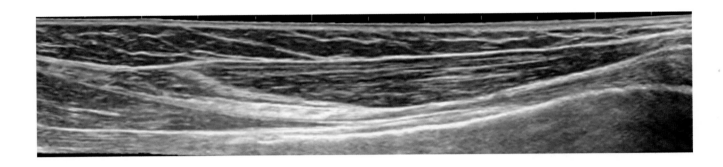

1.20 肱二头肌长头

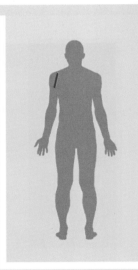

　　该图显示了整个肱二头肌长头肌腱，从最接近肱肌骨的部分到肱二头肌末端肌腹。肌腱表面是三角肌。图像中间偏右可以看到胸大肌肌腱横跨肱二头肌长头肌腱的终点。肱二头肌从胸大肌肌腱的下方进入手臂，由肌腱过渡为肌肉。

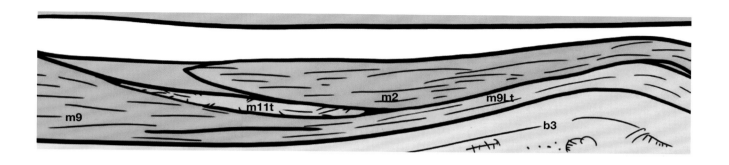

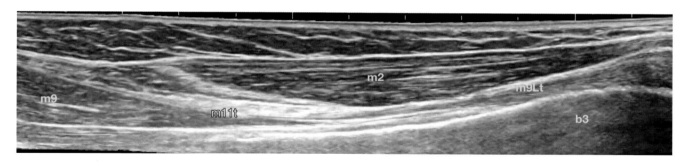

- m2：三角肌
- m9：肱二头肌
- m9Lt：肱二头肌长头肌腱
- m11t：胸大肌肌腱
- b3：肱骨

（郭瑞君 戴欣欣 张谱 译）

扫码获取
- 配套视频
- 专家共识
- 案例分析
- 读者社群

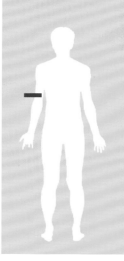

第 2 章

上臂

上臂的肌肉有两个部分,即前群和后群。它们在肱骨两侧以肌间隔为界。前群包含 3 块肌肉:肱二头肌、喙肱肌和肱肌。肌皮神经是前群的主要运动神经。

当检查前群时,患者取仰卧位,并且待查手臂置于检查者一侧。手臂应适度外旋并从胸部外展。检查者对患者进行检查时,应将超声仪器放在检查台旁,并使其面对检查者。

后群包含 1 块肌肉,即肱三头肌。它有 3 个不同的头。长头起于肩胛骨盂下结节,外侧头起自肱骨后缘的长头侧面,内侧头部起自肱骨远端。

当对上臂的后群进行检查时,患者应坐在检查者面前,背对着检查者,患者的手置于检查台上。肘部略微弯曲,肩部略微伸展。检查者小心对患者手臂施加最小压力,使患者在检查期间不会感到疲劳和不适。检查从近端开始,探头从近端到远端沿上臂的后表面进行检查。

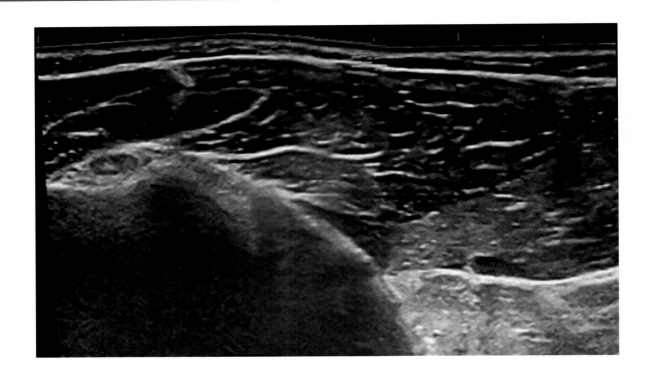

2.1 肱二头肌肌腱

　　该图是近端上臂的横切面宽景成像,显示了肱二头肌的两条肌腱从肩部下行。长头起自肩部关节盂边缘,位于肱骨头远端的结节间沟内。短头起自肩内侧的喙突,位于肩胛下肌的左侧,附着于肱骨小结节。喙肱肌起自短头肌腱下方,并与之远端相连。它显示在图像的右下角。肌皮神经穿过喙肱肌,向前穿过前室中线。在这幅图像中,它位于喙肱肌的顶部,并将开始穿过该肌肉。

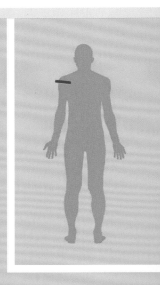

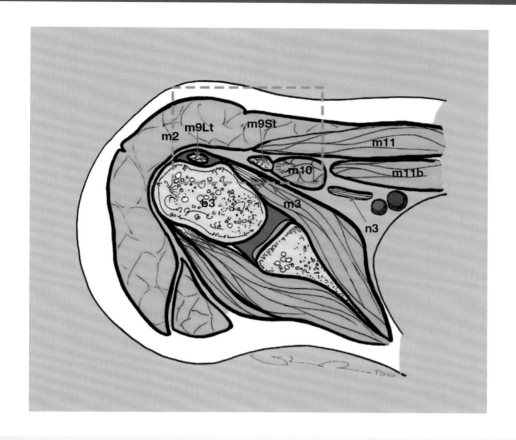

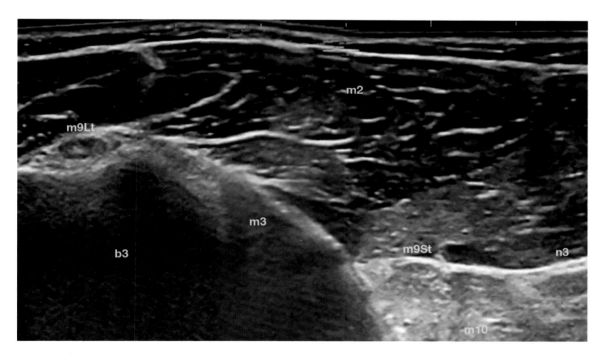

- ● m2：三角肌
- ● m3：肩胛下肌
- ● m9Lt：肱二头肌长头肌腱

- ● m9St：肱二头肌短头肌腱
- ● m10：喙肱肌
- ● m11：胸大肌

- ● m11b：胸小肌
- ● b3：肱骨
- ● n3：肌皮神经

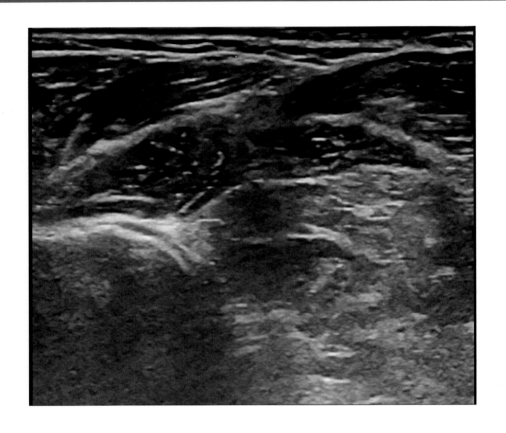

2.2　肱二头肌

　　该图显示了肱二头肌的两个头刚刚出现。它们位于图像中心,在胸大肌的下方。在图像的右侧是肌肉,左侧是肌腱。该图是前肩到手臂的标志切面。肌皮神经下降到喙肱肌,位于图像的右下半部分,而肱骨干位于图像的左下角。前三角肌的末端部分位于图像的左上角。

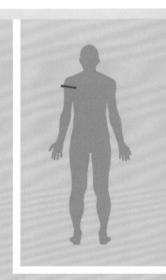

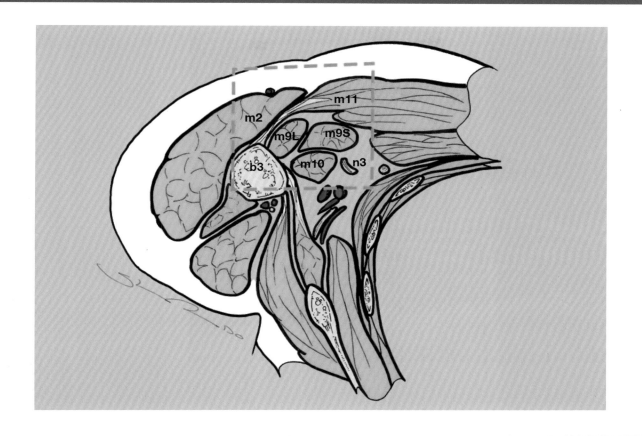

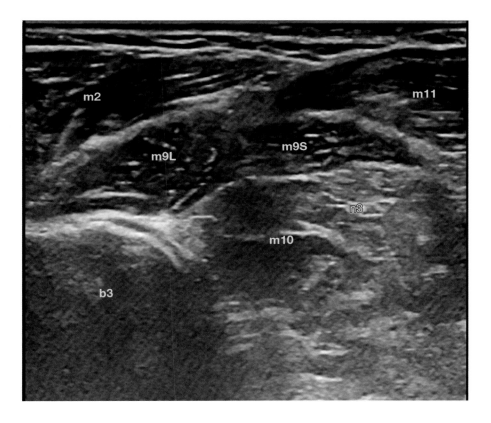

- m2：三角肌
- m9L：肱二头肌长头
- m9S：肱二头肌短头
- m10：喙肱肌
- m11：胸大肌
- b3：肱骨
- n3：肌皮神经

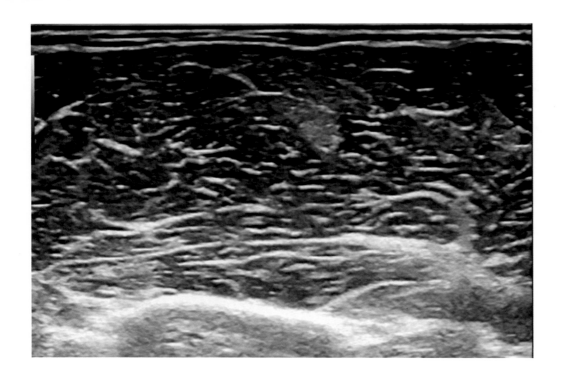

2.3 肱肌起点

该图显示的大部分为肱二头肌。在该切面，肱二头肌已经完全显示并且看起来是一块肌肉，而实际上其由两部分组成。它占据了整个的图像上部 2/3。在下 1/3 处，肱肌从肱骨的起始处形成，而喙肱肌在其旁边终止。在图像中心附近可见肌皮神经位于肱二头肌与肱肌之间。肱动脉位于图像的右下角。

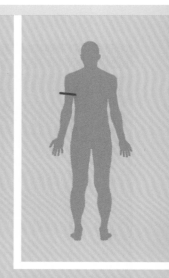

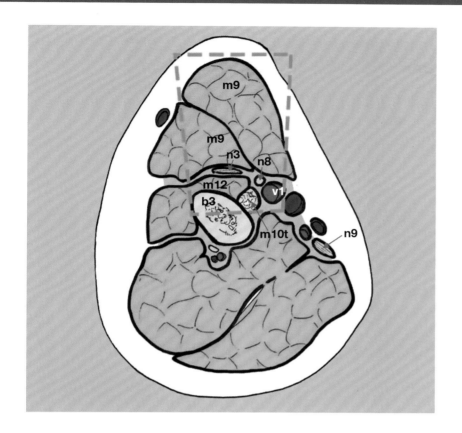

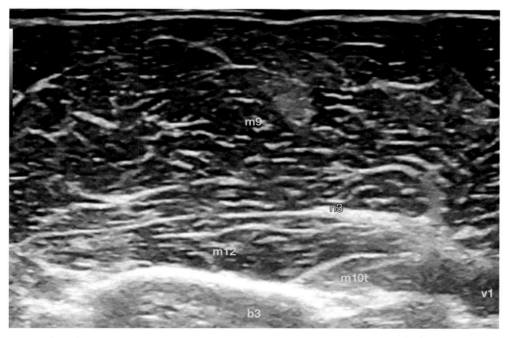

- m9：肱二头肌
- m10t：喙肱肌肌腱
- m12：肱肌
- b3：肱骨

- n3：肌皮神经
- n8：正中神经
- n9：尺神经
- v1：肱动脉

肱肌起点

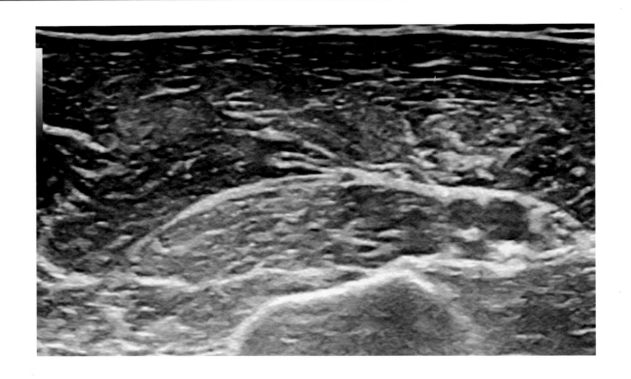

2.4 上臂中部

　　肱二头肌和肱肌仍然是这幅图像中的主要结构。肱二头肌仍然很大,但是随着肱肌越来越大,肱二头肌逐渐变小。肌皮神经位于图像的中心,位于2块肌肉之间。正中神经位于肱动脉的内侧,并持续可见。在图像的右下角,可以看到内侧肌间隔将前后群分隔开来。肱三头肌的长头位于图像右下角。

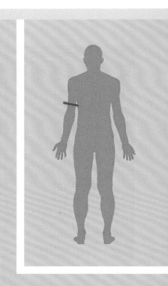

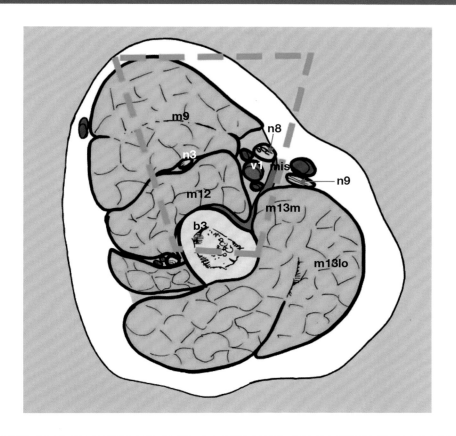

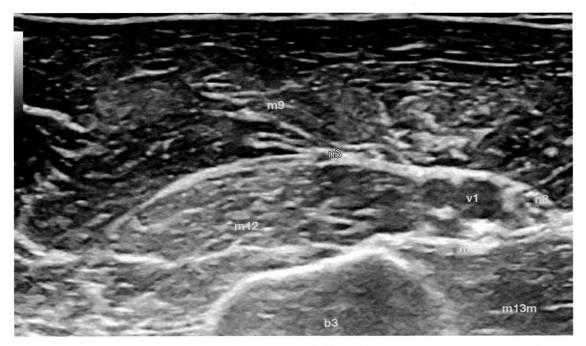

- m9：肱二头肌
- m12：肱肌
- m13m：肱三头肌内侧头
- m13lo：肱三头肌长头
- mis：内侧肌间隔
- b3：肱骨
- n3：肌皮神经
- n8：正中神经
- n9：尺神经
- v1：肱动脉

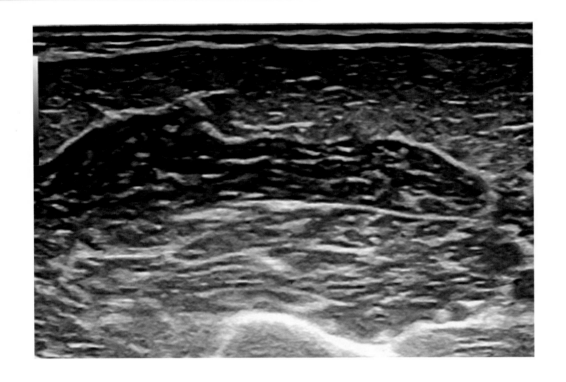

2.5 肱二头肌和肱肌

　　该图显示肱二头肌变小,而肱肌仍然很大。图像中心的肌皮神经位于两块肌肉之间。正中神经在图中未显示,因为它位于图像右下侧的肱动脉内侧。内侧肌间隔位于图像右下角肱三头肌内侧头上方。

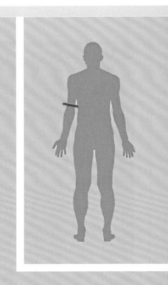

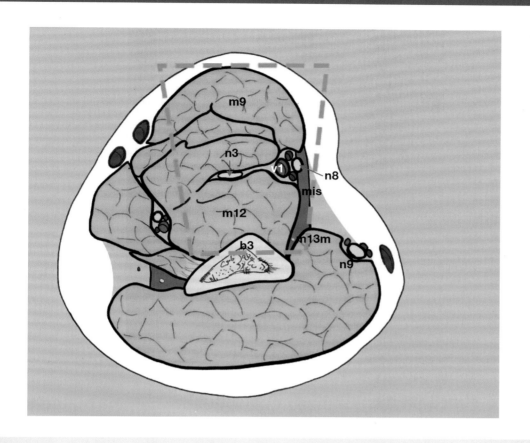

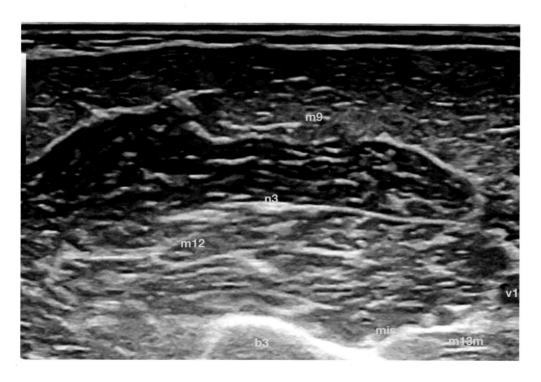

- m9：肱二头肌
- m12：肱肌
- m13m：肱三头肌内
  侧头
- mis：内侧肌间隔
- b3：肱骨
- n3：肌皮神经
- n8：正中神经
- n9：尺神经
- v1：肱动脉

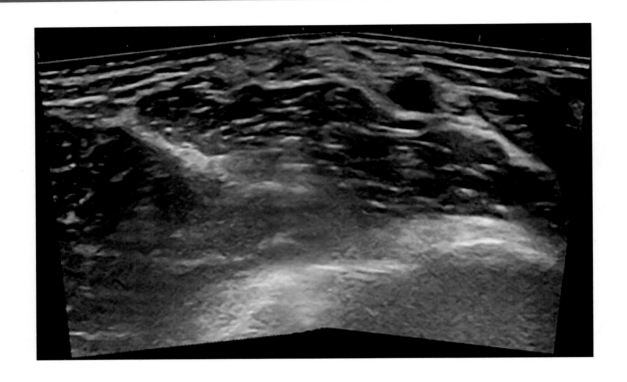

2.6 上臂远端

　　该图显示了上臂远端近肘关节结构的巨大变化。肱二头肌几乎完全缩成了肌腱。肱肌也开始变小。肱桡肌位于图像的左侧,与桡神经伴行,而桡神经位于肱桡肌与肱肌之间。旋前圆肌位于图像的右上方,邻近正中神经。肱骨开始变大,并形成内上髁和外上髁。

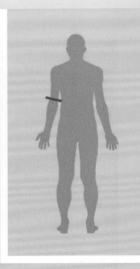

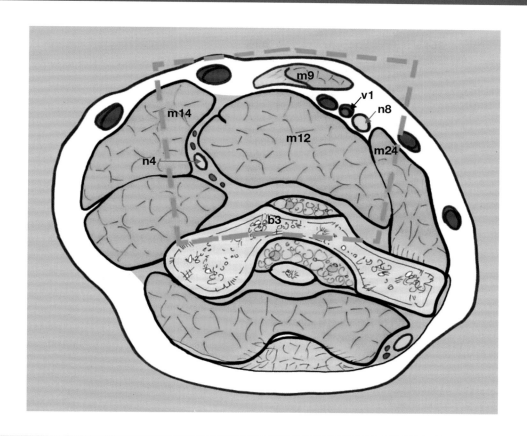

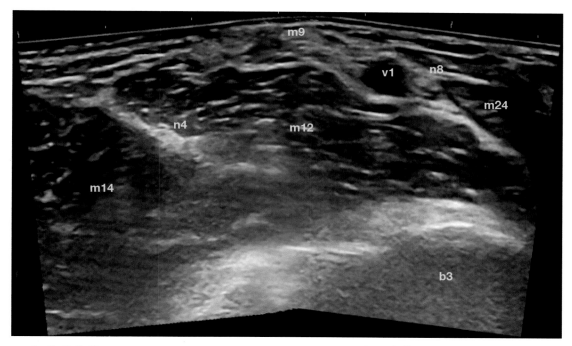

- m9：肱二头肌
- m12：肱肌
- m14：肱桡肌
- m24：旋前圆肌
- b3：肱骨
- n4：桡神经
- n8：正中神经
- v1：肱动脉

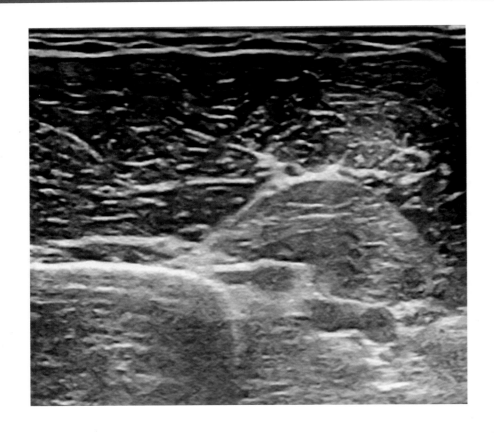

2.7~2.9 节图像主要显示了手臂的神经血管束。该束严格来说是上臂的第三间室，因为当它从腋窝发出来时分开了前后肌室的内侧肌间隔。当神经血管束向远端移行时，正中神经向内侧走行，在移行到肘部肘窝的过程中，在低于肱动脉的位置在其内侧走行。尺神经向后走行，并在向远端走行时进入后群肌肉。它沿着肱三头肌的内侧头走行，直到进入肱骨外上髁后面的尺骨沟和肘部尺骨鹰嘴的前面。

2.7　肱骨近端神经血管束

该图像显示的是上臂 1/3 处。喙肱肌逐渐变细，而肱肌则开始从肱骨发出。肌皮神经离开喙肱肌，并将进入肱二头肌和肱肌之间的筋膜平面。神经血管束位于图像的右下角，由肱动脉、肱静脉及该水平的正中神经和尺神经组成。正中神经在该图像中位于肱动脉内侧，而尺神经位于肱动脉左下方。肱三头肌的内侧和长头位于后群的下方。在该图中，尺神经进入后群。

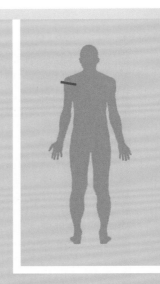

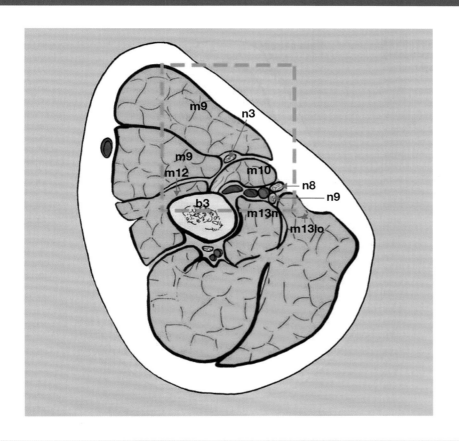

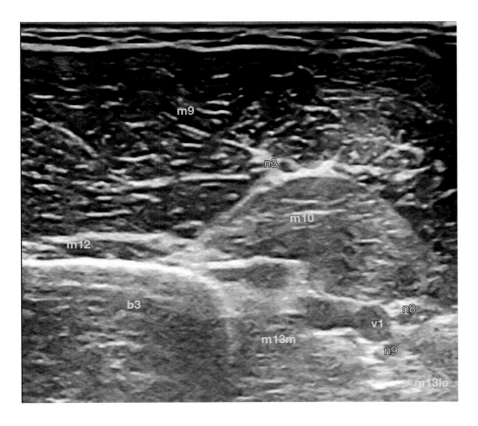

- m9：肱二头肌
- m10：喙肱肌
- m12：肱肌
- m13lo：肱三头肌长头
- m13m：肱三头肌内侧头
- b3：肱骨
- n3：肌皮神经
- n8：正中神经
- n9：尺神经
- v1：肱动脉

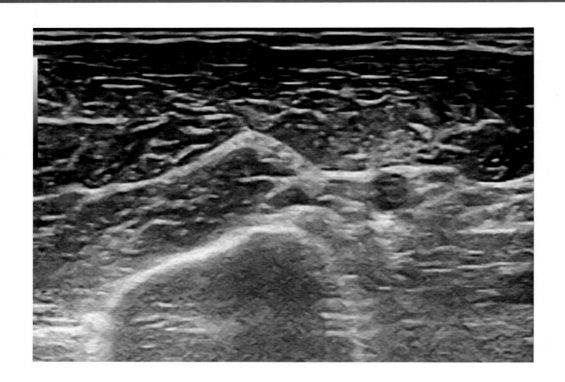

2.8　肱骨中段神经血管束

　　该图显示的是肱骨中段,喙肱肌止于肱骨中点。肱二头肌和肱肌正在变大,肌皮神经在它们之间向外侧走行。神经血管束位于图像的中心右侧。肱动脉显示清晰。正中神经看似位于动脉顶部,但这是由于手臂弯曲而在平面图像中显示的一种假象。尺神经位于图像内侧,并沿肱三头肌长头向远侧走行。肱三头肌的长头和内侧头位于图像的右下部。

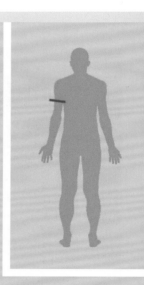

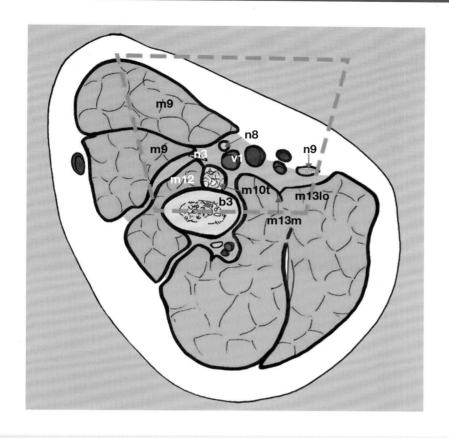

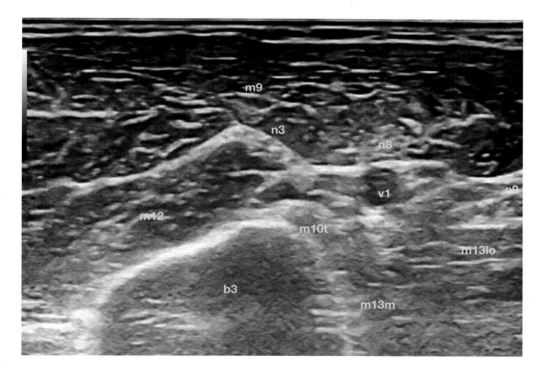

- m9：肱二头肌
- m10t：喙肱肌肌腱
- m12：肱肌
- m13lo：肱三头肌长头
- m13m：肱三头肌内侧头
- b3：肱骨
- n3：肌皮神经
- n8：正中神经
- n9：尺神经
- v1：肱动脉

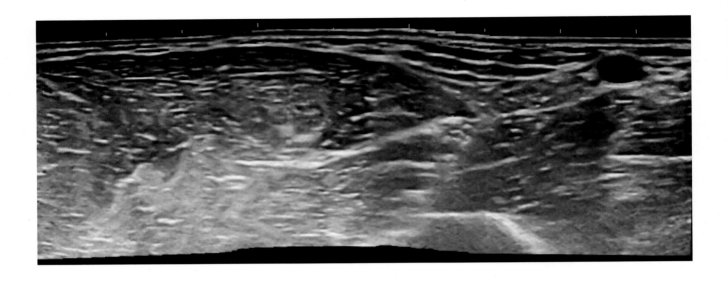

2.9　肱骨远端神经血管束

　　该图为上臂宽景成像。尺神经位于图像的右上角,位于肱三头肌长头和内侧头的前方。尺侧上副动脉紧邻尺神经。正中神经紧邻肱动脉,位于图像正中位置。肱二头肌、肌皮神经和肱肌在这一切面位于手臂的前表面,位于图像的左侧。

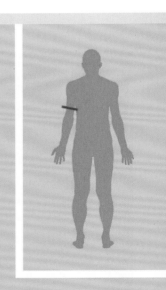

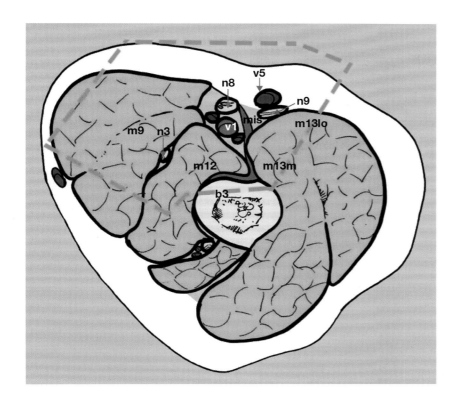

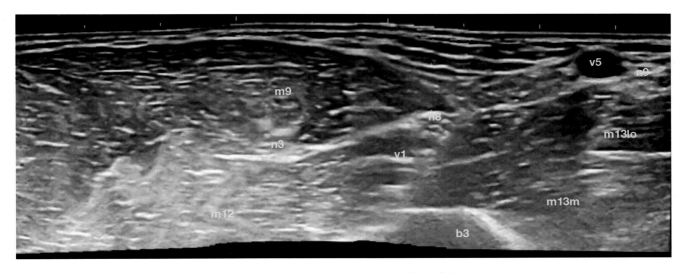

- m9：肱二头肌
- m12：肱肌
- m13lo：肱三头肌长头
- m13m：肱三头肌内侧头
- mis：内侧肌间隔
- b3：肱骨

- n3：肌皮神经
- n8：正中神经
- n9：尺神经
- v1：肱动脉
- v5：尺侧上副动脉

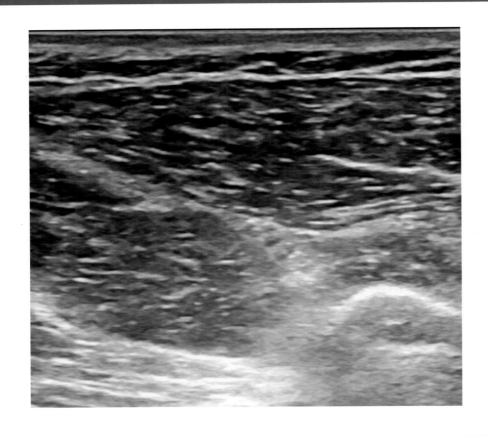

2.10　肱三头肌起点

　　该图是肱三头肌长头放大图像。肱三头肌长头起自盂肱关节的下方,小圆肌的外侧,穿过大圆肌,止于肱骨后面。长头的深层外侧是肱三头肌外侧头,起自肱骨后面。腋神经和腋动脉走行于肱三头肌长头和外侧头之间。三角肌的末端位于肱三头肌外侧头的外侧。桡神经从后内侧进入后室。即将看见它在邻近肱骨后表面的外侧头下方进入桡神经沟。肱三头肌的内侧头就在桡神经的内侧远端。

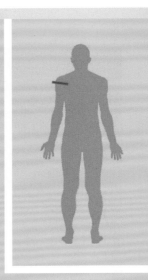

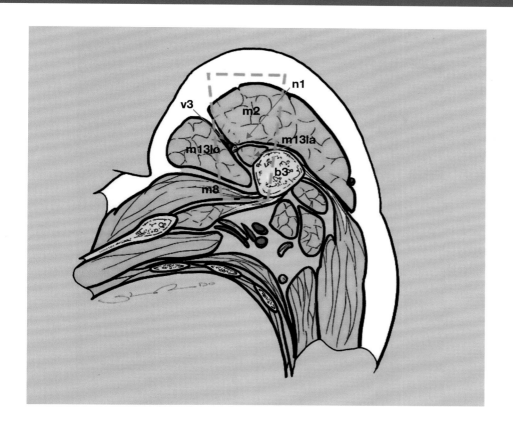

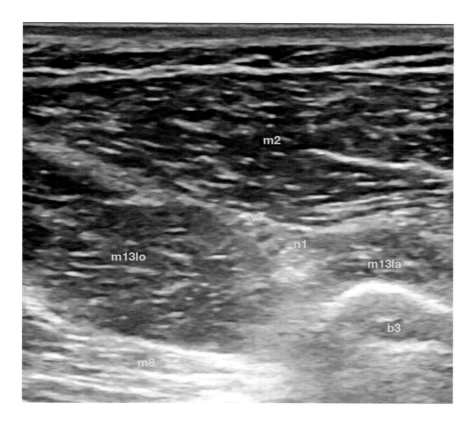

- m2：三角肌
- m8：大圆肌
- m13lo：肱三头肌长头
- m13la：肱三头肌外侧头
- b3：肱骨
- n1：腋神经
- v3：旋肱动脉

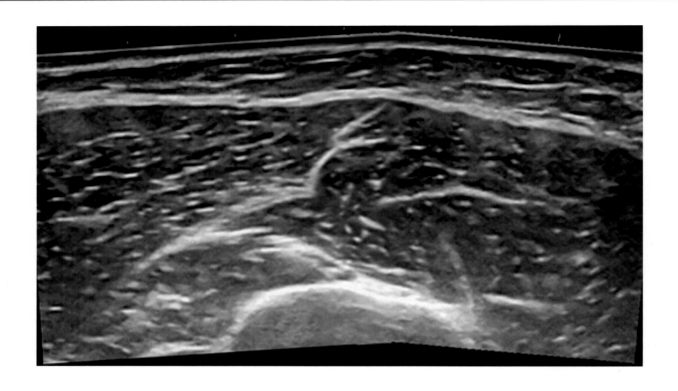

2.11 桡神经沟

　　该图为肱骨后面中间部分的图像,包括肱三头肌内侧头、外侧头和长头。桡神经位于肱骨桡神经沟内,随肱深动脉从内侧走行至外侧,比肱深动脉更靠外侧一些。长头肌以腱膜与外侧头分隔开。

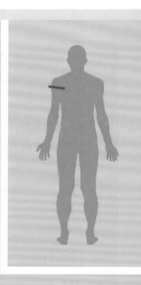

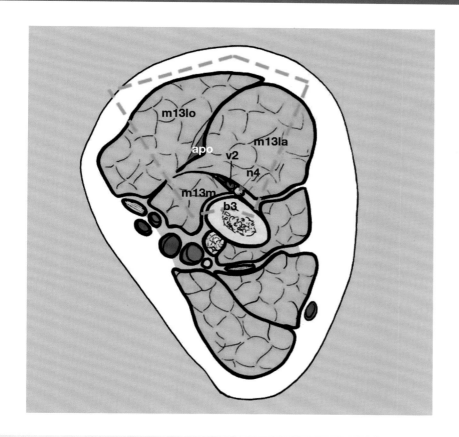

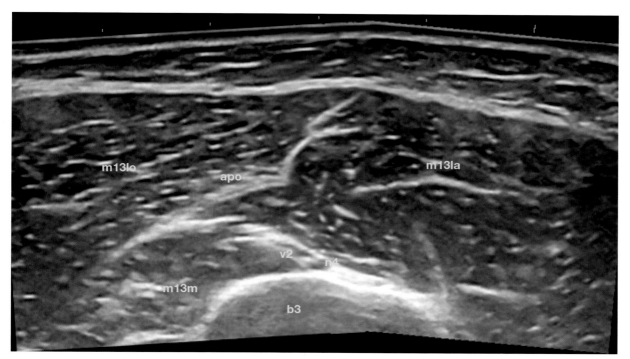

- m13lo：肱三头肌长头
- m13la：肱三头肌外侧头
- m13m：肱三头肌内侧头
- apo：腱膜
- b3：肱骨
- n4：桡神经
- v2：肱深动脉

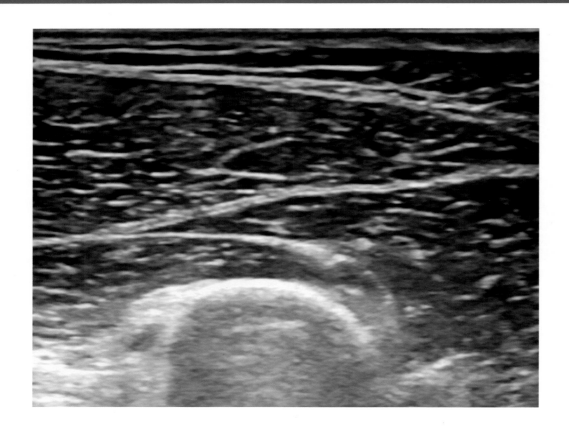

2.12 肱三头肌腱膜

在这幅图中,肱三头肌长头与外侧头肌腹之间形成共同的腱膜。内侧肌腹与肌腱分离。桡神经沿着手臂前外侧向外侧走行。

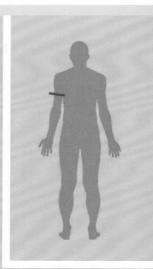

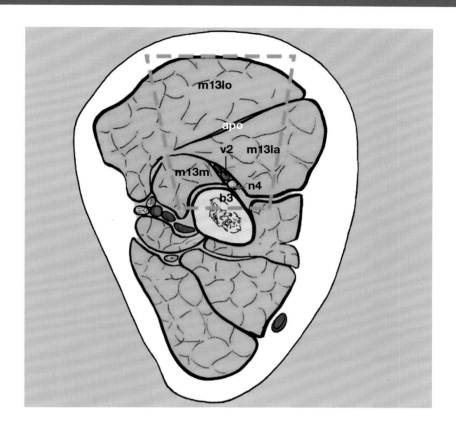

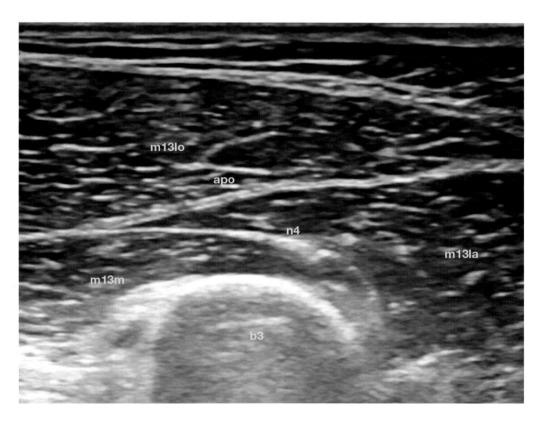

- m13lo：肱三头肌长头
- m13la：肱三头肌外侧头
- m13m：肱三头肌内侧头
- apo：腱膜
- b3：肱骨
- n4：桡神经
- v2：肱深动脉

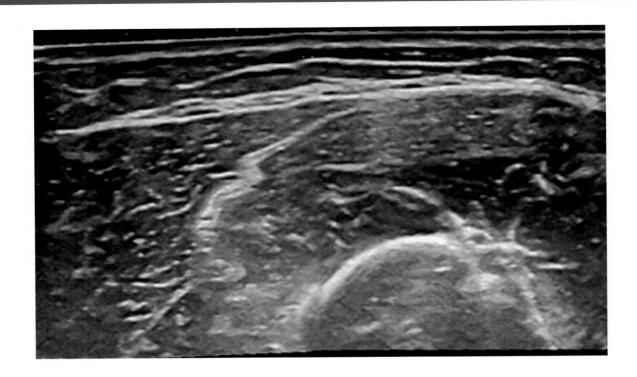

2.13　桡神经和肱深动脉

在这幅图中,桡神经现在位于肱三头肌外侧头前方,在后群前缘。肱深动脉与其伴行,肱肌位于前方。

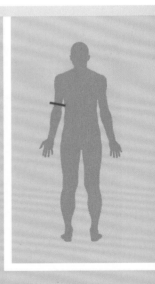

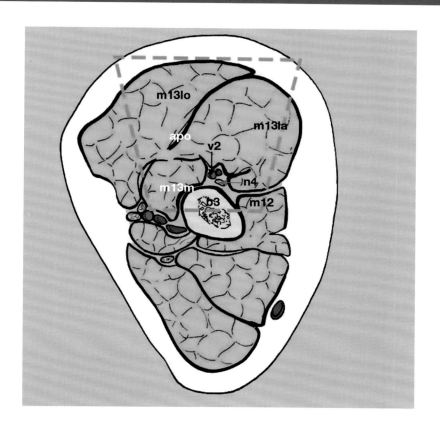

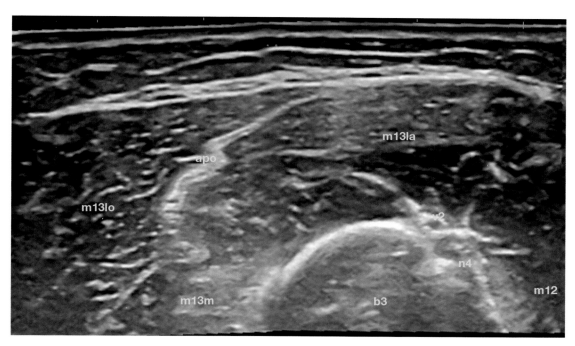

- m12：肱肌
- m13lo：肱三头肌长头
- m13la：肱三头肌外侧头
- m13m：肱三头肌内侧头
- apo：腱膜
- b3：肱骨
- n4：桡神经
- v2：肱深动脉

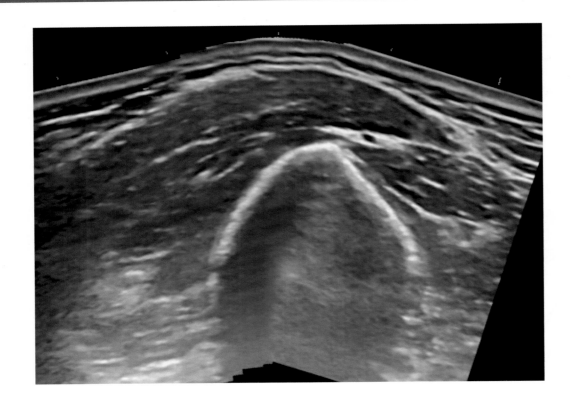

2.14 髁上嵴

　　该图为肱骨髁上嵴水平的图像。肱桡肌开始显示。桡神经位于肱桡肌前面,肱肌的后外侧。

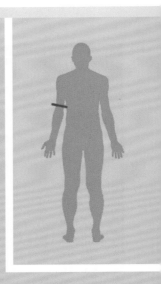

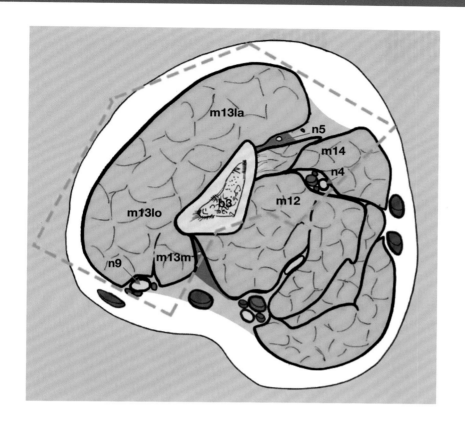

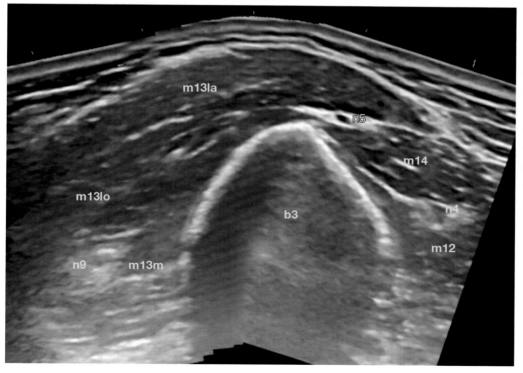

- m12：肱肌
- m13la：肱三头肌外侧头
- m13lo：肱三头肌长头
- m13m：肱三头肌内侧头
- m14：肱桡肌
- b3：肱骨
- n4：桡神经
- n5：前臂后皮神经
- n9：尺神经

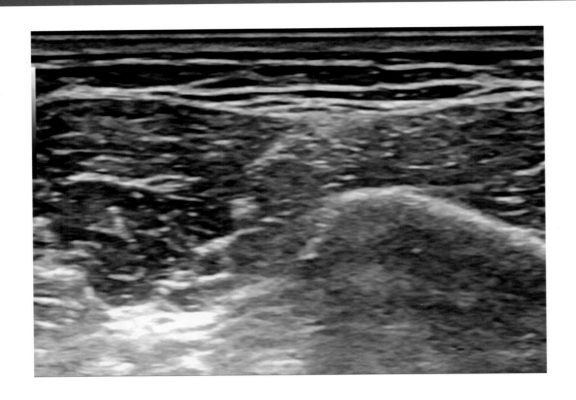

2.15　肱三头肌远端

　　在这幅图中,肱三头肌表面形成一个厚肌腱。尺神经位于图像的最左侧,在肱三头肌长头和内侧头之间。

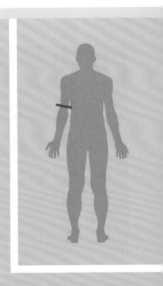

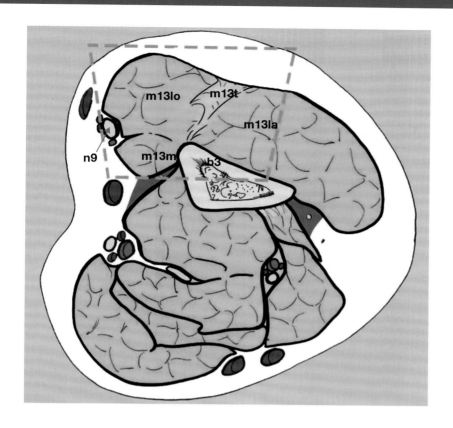

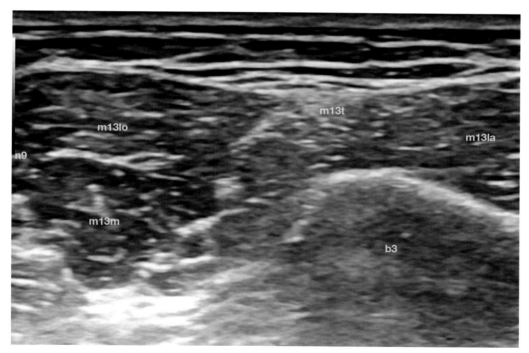

- m13lo：肱三头肌长头
- m13la：肱三头肌外侧头
- m13m：肱三头肌内侧头
- m13t：肱三头肌肌腱
- b3：肱骨
- n9：尺神经

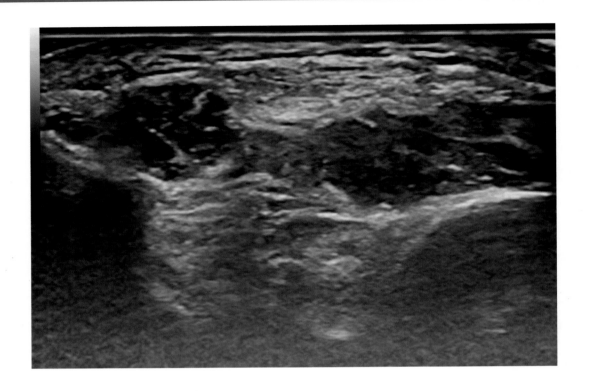

2.16　鹰嘴窝

　　该图为鹰嘴窝水平的图像,肱三头肌止于鹰嘴窝处,为肌腱结构。肘关节的后部脂肪垫位于其下方;更远处,当肘关节弯曲时,可以看到肱骨后部关节面。内上髁和外上髁是这个区域的边界。尺神经位于肱三头肌内侧头的内侧。

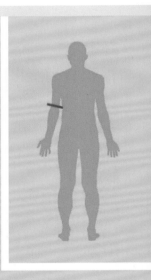

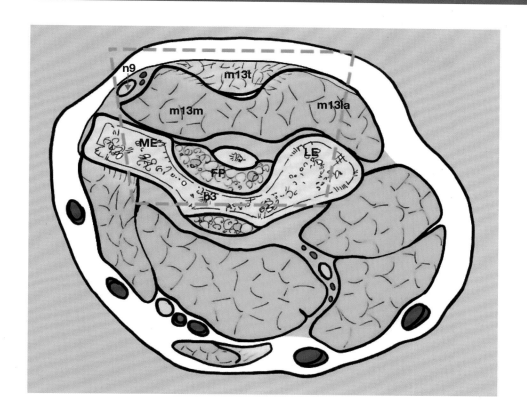

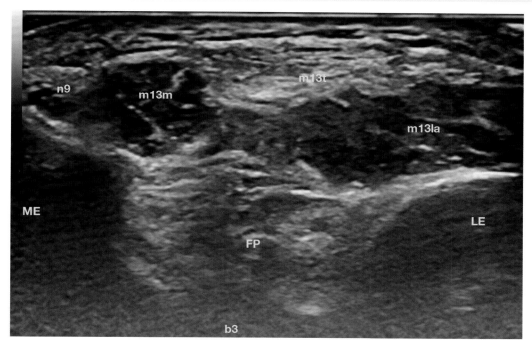

- m13t：肱三头肌肌腱
- m13la：肱三头肌外侧头
- m13m：肱三头肌内侧头
- b3：肱骨
- ME：内上髁
- LE：外上髁
- FP：脂肪垫
- n9：尺神经

（李明秋　范春芝　译）

扫码获取
- 配套视频
- 专家共识
- 案例分析
- 读者社群

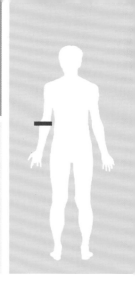

第 **3** 章

肘部

　　肘关节的掌侧面有着复杂的结构,背侧的结构相对较少。我们先研究掌侧面的 4 个结构,然后再讨论背侧的 3 个结构。

　　采集肘关节掌侧的图像时,受检者最好取坐位,面对着检查者,并将上肢伸展置于检查桌上,肘关节伸展的同时将肩关节内收,这时受检者的手是离检查者最近的,以便采集到上臂伸展位的图像。

　　检查肘关节背侧时最好让受检者坐在检查床上,将肩关节伸展并弯曲肘关节。前臂掌心向上,腕关节沿重力方向放松,掌心向后,这个姿势使鹰嘴结构离肘部背侧关节面更近。

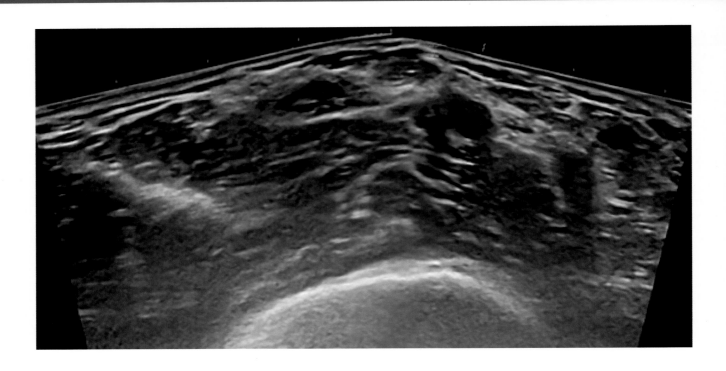

3.1 上臂远端

这幅图展示的是上臂远端切面,肱骨是图中位置最深的结构。肱肌在其浅方,可通过深浅两头及两者之间的肌腱进行鉴别。肱二头肌远端逐渐变细形成肌腱,位于肱肌的前方。正中神经和肱动脉位于肱二头肌右侧,桡神经和肱桡肌位于其左侧。

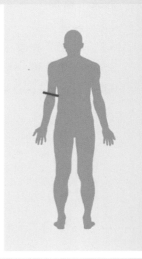

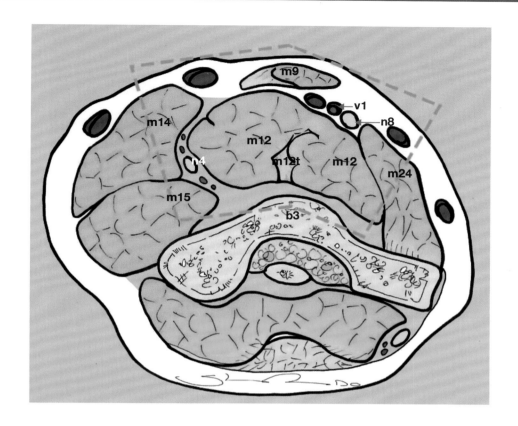

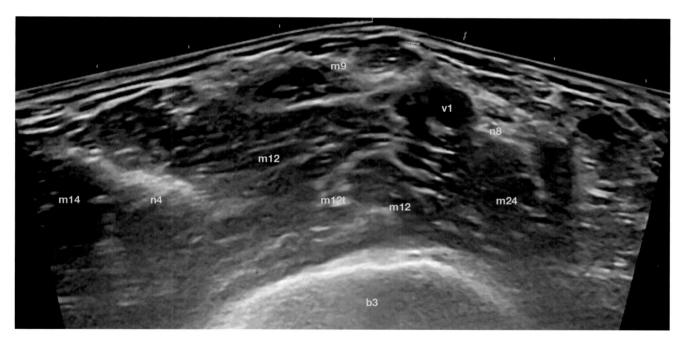

- m9：肱二头肌
- m12：肱肌
- m12t：肱肌肌腱
- m14：肱桡肌
- m15：桡侧腕长伸肌
- m24：旋前圆肌
- b3：肱骨
- v1：肱动脉
- n4：桡神经
- n8：正中神经

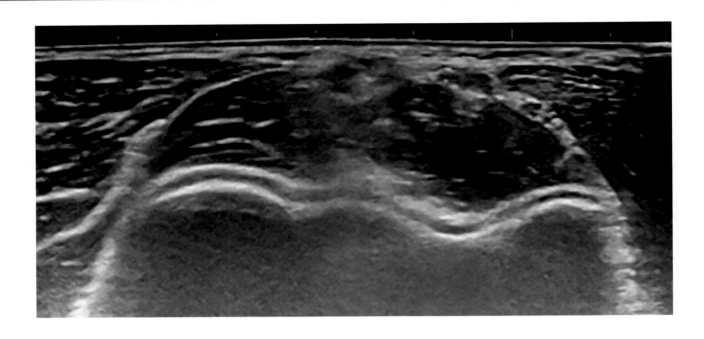

3.2 肘关节表面

　　该图切面正位于关节连接线上，它包括了上臂肌肉的末端部分，前臂掌侧、内侧和外侧肌肉及上肢神经的起始部分，解剖结构就是 3.1 节中的图像向远心端的延续。该图中最好辨认的就是覆盖肱骨末端的关节软骨表面所形成的曲线，可以记成浅而宽的"W"形。这幅图可以作为肘关节检查的标志性图像。

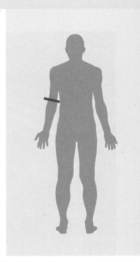

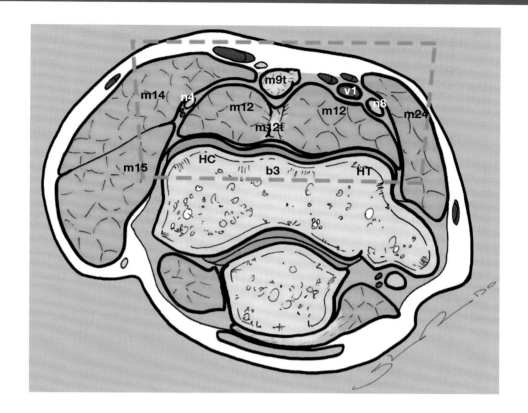

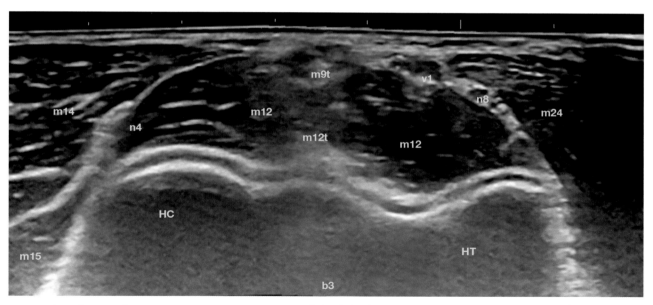

- m9t：肱二头肌肌腱
- m12：肱肌
- m12t：肱肌肌腱
- m14：肱桡肌
- m15：桡侧腕长伸肌
- m24：旋前圆肌
- b3：肱骨
- HC：肱骨小头
- HT：肱骨滑车
- v1：肱动脉
- n4：桡神经
- n8：正中神经

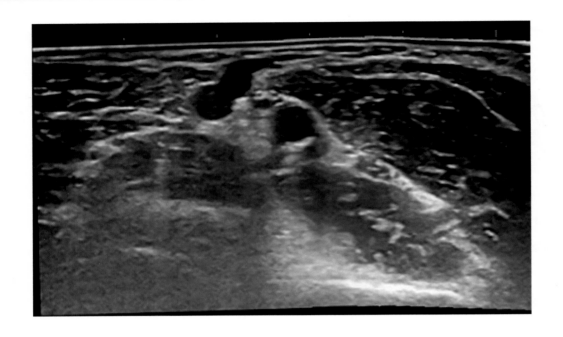

3.3 前臂近端

这幅图中包含旋前圆肌,比肱肌的远端及其腱膜要大。正中神经在前臂中央深部走行,并与肱二头肌远端肌腱和肱动脉伴行。图中的右侧可以看到桡侧腕屈肌,图中的左侧可以看到桡侧腕长伸肌。

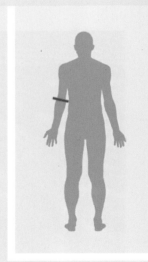

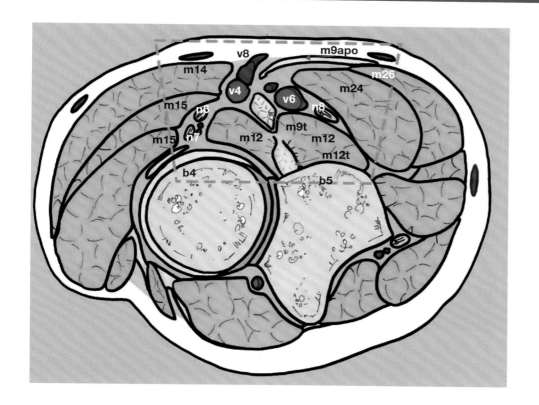

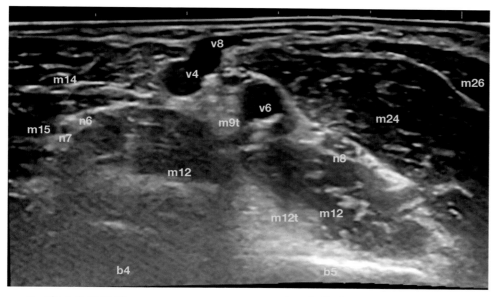

- m9t：肱二头肌肌腱
- m9apo：肱二头肌肌腱膜
- m12：肱肌
- m12t：肱肌肌腱
- m14：肱桡肌
- m15：桡侧腕长伸肌
- m24：旋前圆肌
- m26：桡侧腕屈肌
- b4：桡骨
- b5：尺骨
- v4：桡动脉
- v6：尺动脉
- v8：头静脉
- n6：桡神经浅支
- n7：桡神经深支
- n8：正中神经

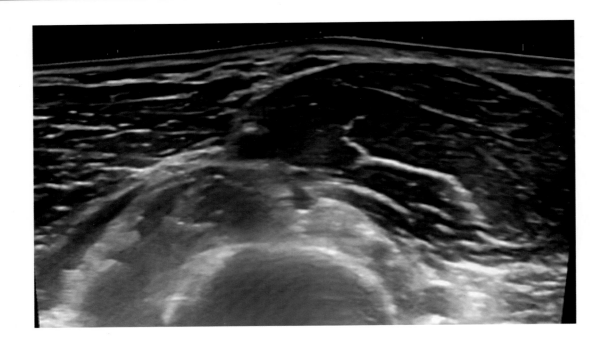

3.4 旋后肌

　　在这幅图中可以看到桡骨头、其上的桡神经，以及旋后肌近端的一部分。图中主要显示了旋前圆肌、肱二头肌和正中神经位于图的右下方，肱桡肌在图中也占了较大的比例。桡神经分出了浅支和深支，它们在肱桡肌和旋前圆肌之间走行。桡神经深支穿过旋后肌之后，就移行为骨间后神经。

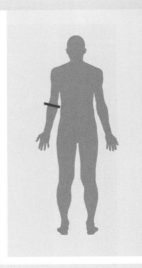

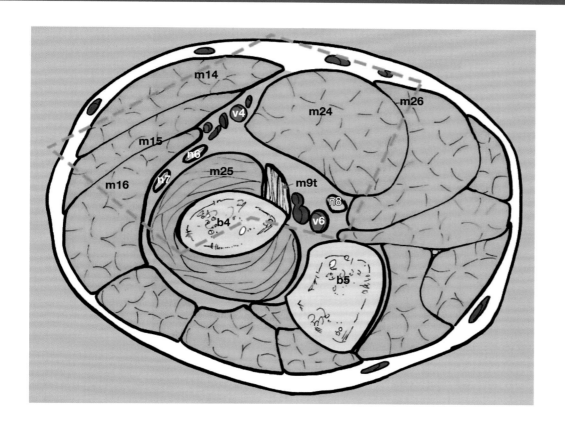

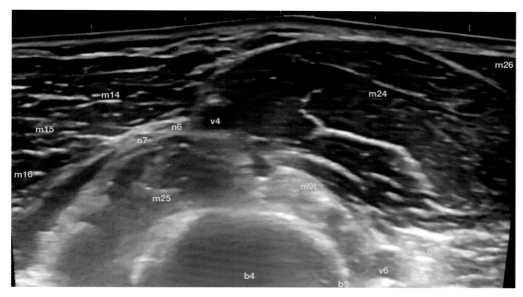

- m9t:肱二头肌肌腱
- m14:肱桡肌
- m15:桡侧腕长伸肌
- m16:桡侧腕短伸肌
- m24:旋前圆肌

- m25:旋后肌
- m26:桡侧腕屈肌
- b4:桡骨
- b5:尺骨
- v4:桡动脉

- v6:尺动脉
- n6:桡神经浅支
- n7:桡神经深支
- n8:正中神经

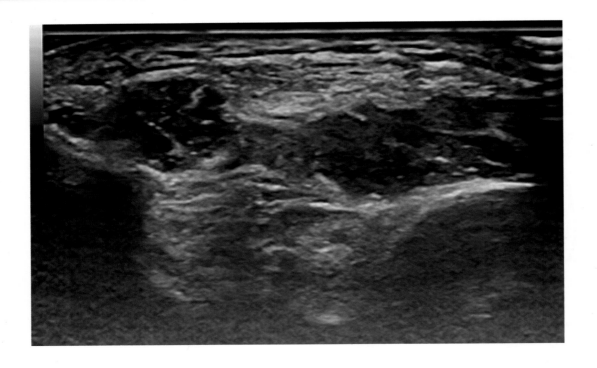

3.5 肱三头肌远端和脂肪垫

这幅图中包含肱三头肌末端及其肌腱的起始部分。并且可见肘后脂肪垫位于肱骨远端内上髁和外上髁之间。图中的左侧可以见到与肱三头肌内侧头相邻的尺神经，其走行于肱骨的尺神经沟中。

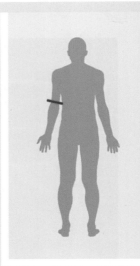

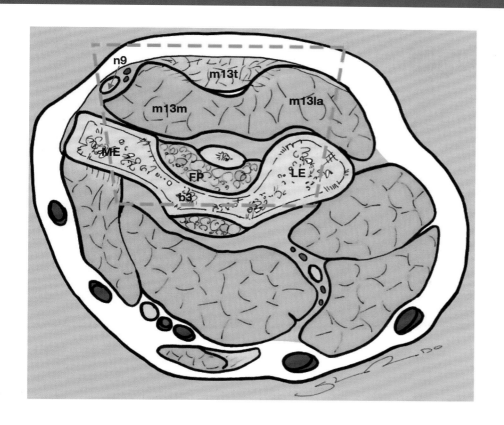

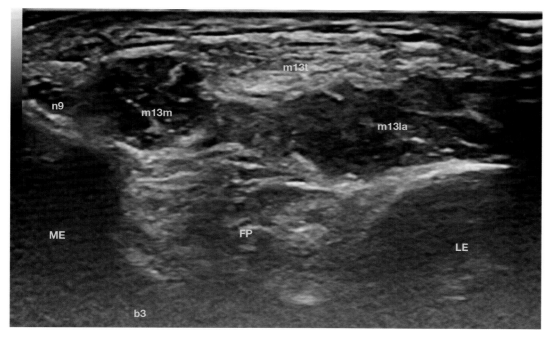

- m13t：肱三头肌肌腱
- m13la：肱三头肌外侧头
- m13m：肱三头肌内侧头
- b3：肱骨

- ME：内上髁
- LE：外上髁
- FP：脂肪垫
- n9：尺神经

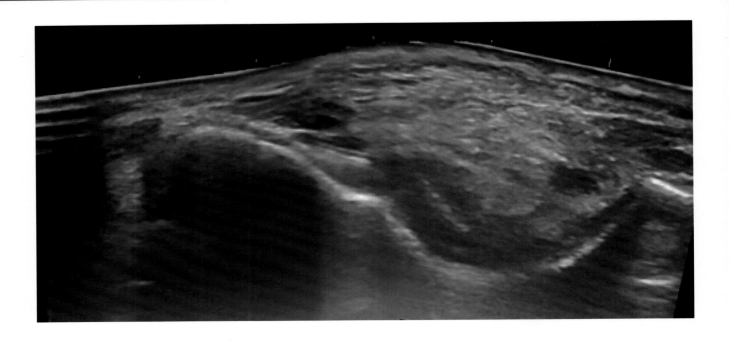

3.6 背侧关节面

这幅图较前图稍向远心端。可见看到很明显的肘关节背侧面,其前方为肱三头肌肌腱。脂肪垫和肱三头肌内侧头逐渐替代了尺神经沟和尺神经这一结构。

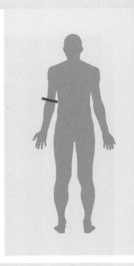

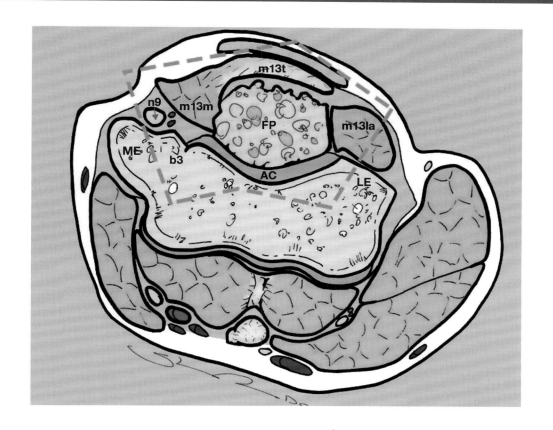

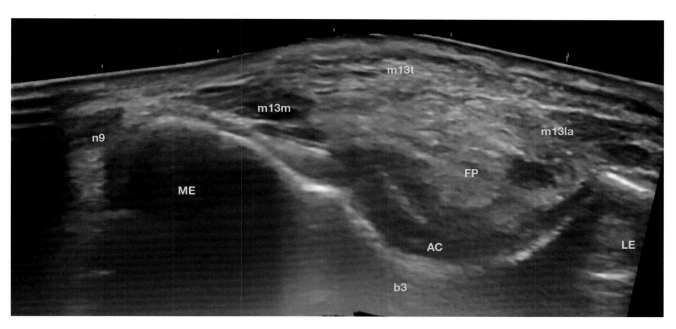

- m13t：肱三头肌肌腱
- b3：肱骨
- FP：脂肪垫
- m13la：肱三头肌外侧头
- ME：内上髁
- AC：关节软骨
- m13m：肱三头肌内侧头
- LE：外上髁
- n9：尺神经

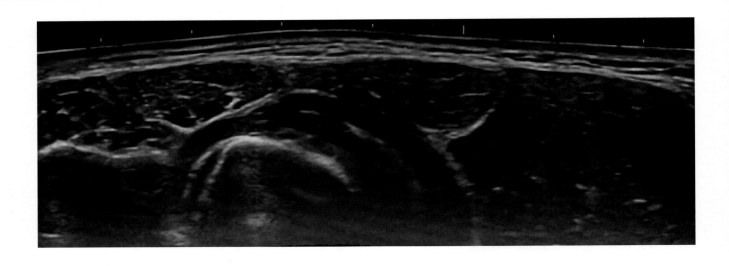

3.7 桡骨头

　　这幅图的切面位于肘关节偏远侧桡骨头水平,周围由旋后肌包绕。尺骨直接与桡骨头相连,尺、桡骨之间有肱二头肌的远端肌腱。图像的上方可以见到尺侧腕伸肌、指伸肌、桡侧腕长伸肌和肘肌的近端部分。在肘关节展开、上肢保持伸直且掌心向下时,可轻松获得此切面图像。

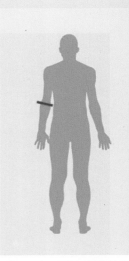

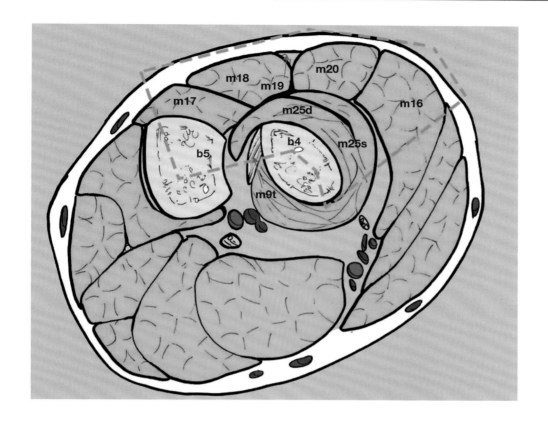

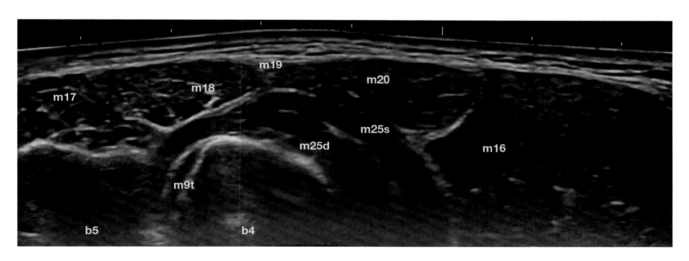

- ● m9t：肱二头肌肌腱
- ● m16：桡侧腕短伸肌
- ● m17：肘肌
- ● m18：尺侧腕伸肌

- ● m19：小指伸肌
- ● m20：指伸肌
- ● m25s：旋后肌浅头
- ● m25d：旋后肌深头

- ● b4：桡骨
- ● b5：尺骨

（刘琦　曲鹏　曹文　译）

第 **4** 章

前臂

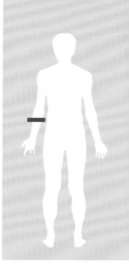

一般而言,前臂(特别是掌侧)的结构致密。此处横断面对于理解和识别解剖结构是必不可少的。

可以从远端到近端或从近端到远端扫查前臂。前者可以让我们使用前臂的肌腱来识别靠近近端的肌肉。这种方式是扫查前臂背侧的推荐方法。前臂掌侧的肌腱也可以起到类似的作用。然而,从近端到远端扫查,可以使用前臂掌侧的神经和血管来帮助识别该区域的结构。检查前臂时,受检者最好面向检查者。受检者应将整个手臂伸展在桌子上。检查掌侧时,肘部和腕部应向外翻;检查背侧时,肘部和腕部应向内翻。

从肘部的远端开始,前臂的掌侧包括桡神经、正中神经和尺神经。这 3 条神经与桡动脉和尺动脉一起作为解剖标志。随着向远端移动,深层和浅表间室的分界变得明显,并由薄的隔膜及正中神经、尺神经和尺动脉分隔开。

前臂背侧检查应从桡骨的 Lister 结节开始,并向近端移动。Lister 结节也是检查背侧腕关节的起点。在这个位置可以看到 6 个伸肌间室。逐渐向近端移动,可以看到一深一浅两个间室。

需要特别提及的是前臂背侧的几个特征。肱桡肌、桡侧腕长伸肌和桡侧腕短伸肌会插入腕部的长轴方向,但是当从远端到近端对前臂进行检查时,它们会横切进入图像中。开始检查时,可见第一间室的肌腱和末端肌肉从第二间室肌腱的腹层越过。最后,有几块肌肉起自肱骨外上髁上伸肌起点的远端。

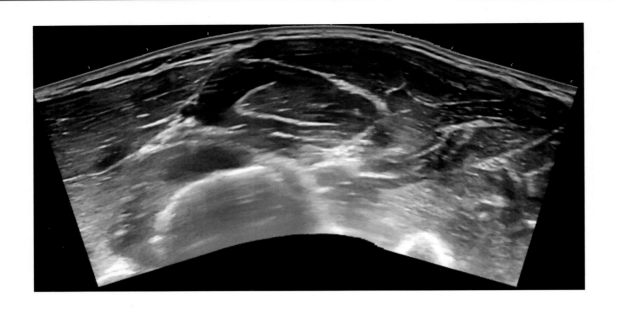

4.1 移动肌群和屈肌

　　该图像包含所有近端屈肌。图中左侧也可见由肱桡肌、桡侧腕长伸肌和桡侧腕短伸肌组成的移动肌群。屈肌占据了大部分图像。可以看到筋膜束分隔单个的肌肉。尺动脉深部可见拇长屈肌的起点。尺动脉的左侧是指浅屈肌的放射状起点。桡神经在此已经分为浅支和深支。它们位于旋后肌之上，介于旋前圆肌和肱桡肌之间。正中神经在图像中心，位于拇长屈肌上方和旋前圆肌下方。尺神经位于图像右侧，邻近尺侧腕屈肌。肱动脉在图像近端分成桡动脉和尺动脉。桡动脉与桡神经伴行，位于肱桡肌和旋前圆肌之间。尺动脉从前臂中心移至尺侧，最终与前臂远端的尺神经伴行。

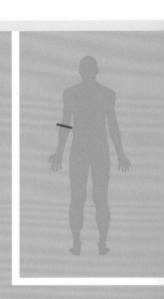

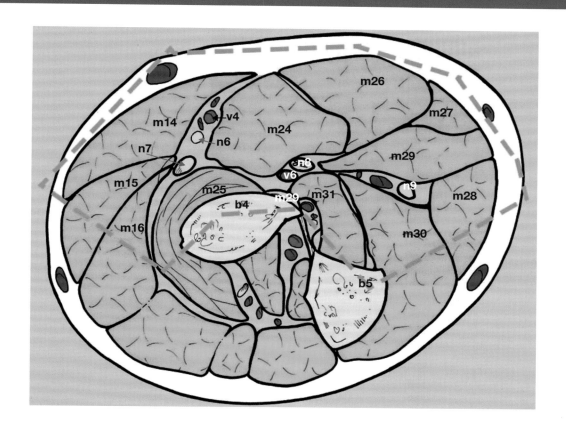

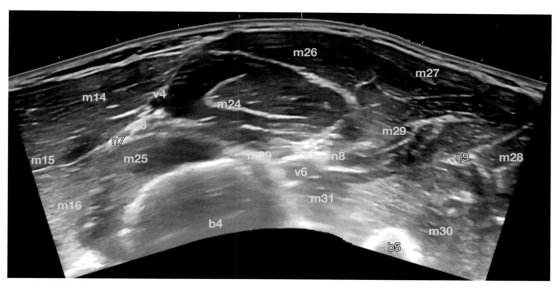

- m14：肱桡肌
- m15：桡侧腕长伸肌
- m16：桡侧腕短伸肌
- m24：旋前圆肌
- m25：旋后肌
- m26：桡侧腕屈肌
- m27：掌长肌

- m28：尺侧腕屈肌
- m29：指浅屈肌
- m30：指深屈肌
- m31：拇长屈肌
- b4：桡骨
- b5：尺骨
- n6：桡神经浅支

- n7：桡神经深支
- n8：正中神经
- n9：尺神经
- v4：桡动脉
- v6：尺动脉

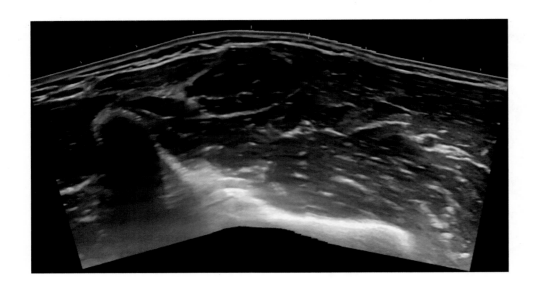

4.2 浅层和深层屈肌

这幅图像显示了邻近尺神经的尺动脉,而正中神经仍然在图像的中心。横向屈肌隔膜开始出现在正中神经和尺神经之间。桡神经浅支和骨间后神经逐渐分开。旋前圆肌在接近止点处缩小,同时旋后肌不再显示。前臂移动肌群的肌肉逐渐移行为肌腱。指浅屈肌的放射状结构已经开始出现。掌长肌肌腹逐渐缩为肌腱。骨间膜位于图像的中下部分,同时,骨间前神经和动脉显示在相近位置。

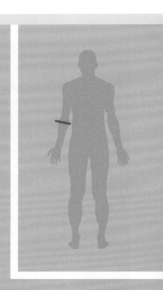

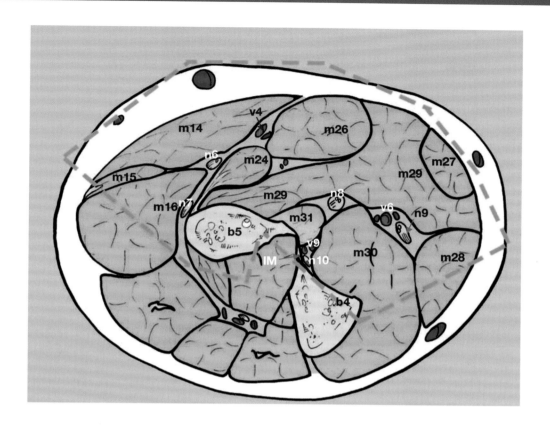

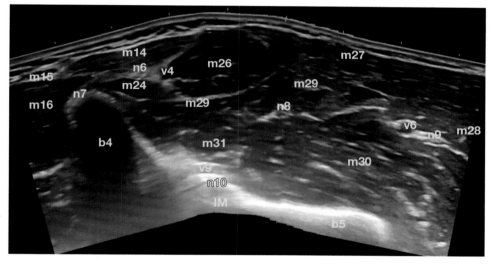

- m14：肱桡肌
- m15：桡侧腕长伸肌
- m16：桡侧腕短伸肌
- m24：旋前圆肌
- m26：桡侧腕屈肌
- m27：掌长肌
- m28：尺侧腕屈肌
- m29：指浅屈肌
- m30：指深屈肌
- m31：拇长屈肌
- b4：桡骨
- b5：尺骨
- IM：骨间膜
- n6：桡神经浅支
- n7：桡神经深支
- n8：正中神经
- n9：尺神经
- n10：骨间前神经
- v4：桡动脉
- v6：尺动脉
- v9：骨间前动脉

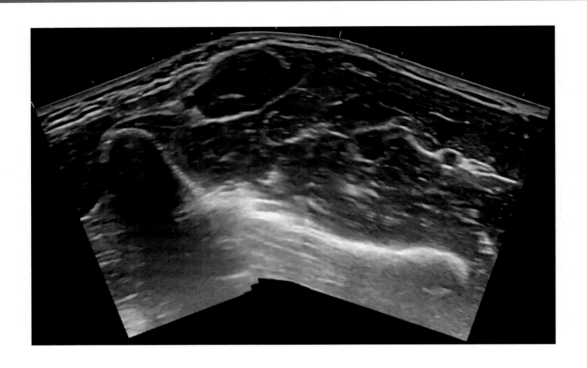

4.3　前臂中段

　　该图切面位于前臂的中间位置。与正中神经和尺神经在一条线上的横向屈肌隔膜更为明显，其位于浅屈肌和深屈肌之间。图像的深处是连接尺骨和桡骨的骨间膜。骨间前神经位于图像中心，位于拇长屈肌和指深屈肌之间。指深屈肌此时已完全出现，而移动肌群肌肉继续缩为肌腱。

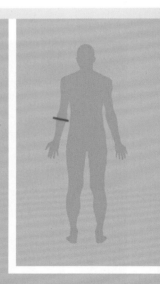

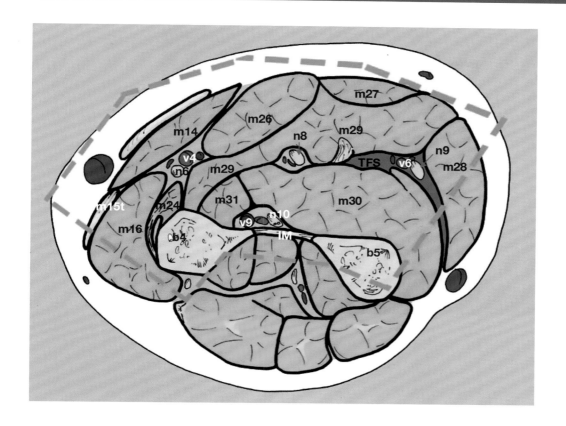

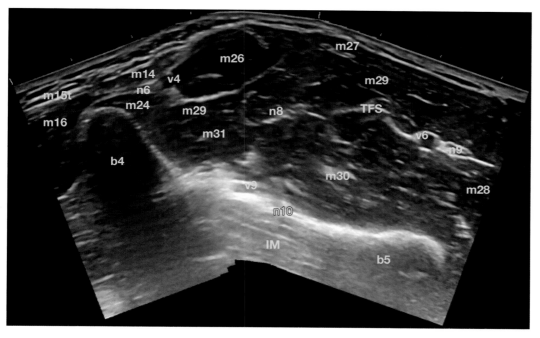

- m30：指深屈肌
- m31：拇长屈肌
- TFS：横向屈肌隔膜
- b4：桡骨
- b5：尺骨
- n6：桡神经浅支
- n8：正中神经
- n9：尺神经
- n10：骨间前神经
- IM：骨间膜
- v4：桡动脉
- v6：尺动脉
- v9：骨间前动脉

- m14：肱桡肌
- m15t：桡侧腕长伸肌肌腱
- m16：桡侧腕短伸肌
- m24：旋前圆肌

- m26：桡侧腕屈肌
- m27：掌长肌
- m28：尺侧腕屈肌
- m29：指浅屈肌

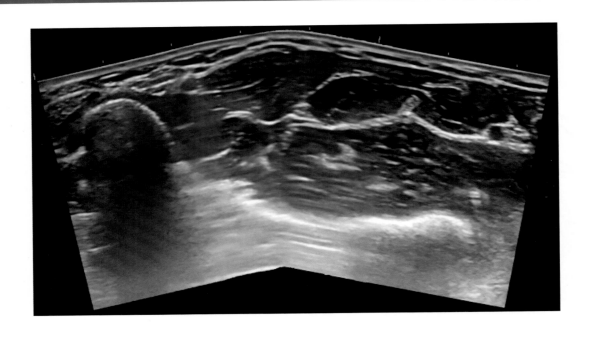

4.4 横向屈肌隔膜

在这幅图像中,横向屈肌隔膜变得非常明显。浅屈肌逐渐变成肌腱。指浅屈肌的个别部分变得明显。桡侧腕屈肌呈收缩状态,掌长肌在其右侧形成肌腱。在这幅图像中,骨间前神经和动脉仍然隐约可见。此图只能看到移动肌群的肌腱,同时显示在桡侧腕短屈肌下的拇长展肌,其将进入腕部第一伸肌间室。浅层桡神经分为两支,均位于移动肌群的肌腱之间。

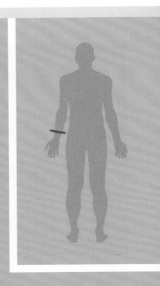

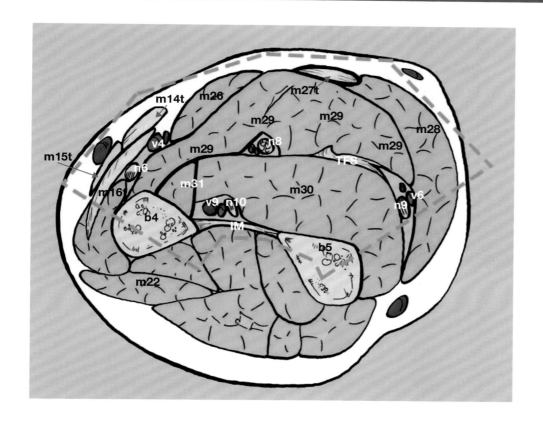

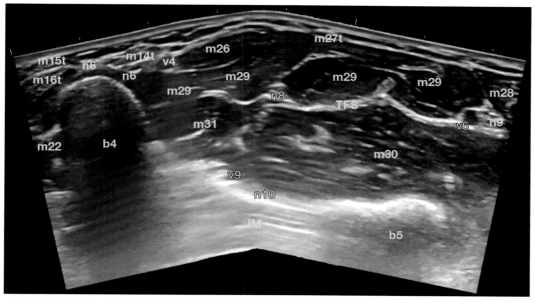

- n9：尺神经
- n10：骨间前神经
- IM：骨间膜
- v4：桡动脉
- v6：尺动脉
- v9：骨间前动脉

- m14t：肱桡肌肌腱
- m15t：桡侧腕长伸肌肌腱
- m16t：桡侧腕短伸肌肌腱
- m22：拇长展肌
- m26：桡侧腕屈肌

- m27t：掌长肌肌腱
- m28：尺侧腕屈肌
- m29：指浅屈肌
- m30：指深屈肌
- m31：拇长屈肌

- TFS：横向屈肌隔膜
- b4：桡骨
- b5：尺骨
- n6：桡神经浅支
- n8：正中神经

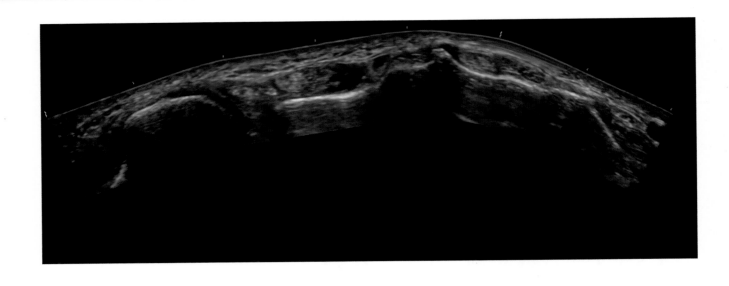

4.5 伸肌间室

　　从 Lister 结节向近端扫查，此图像包含所有 6 个伸肌间室。图像的左侧为尺侧，右侧为桡侧。伸肌支持带位于伸肌间室的上方。小指伸肌肌腱位于尺桡关节背侧表面。示指伸肌肌腱位于拇长屈肌肌腱左侧第 4 间室。尺侧背部皮神经位于小指伸肌尺侧的伸肌支持带浅表部位。桡侧感觉神经分为内侧和外侧两支。虽然不确定，但图像最右侧的血管很可能是头静脉的远端；尽管桡动脉在附近，但这一位置更可能是头静脉。

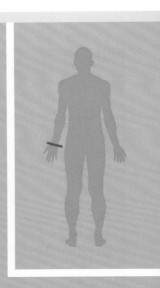

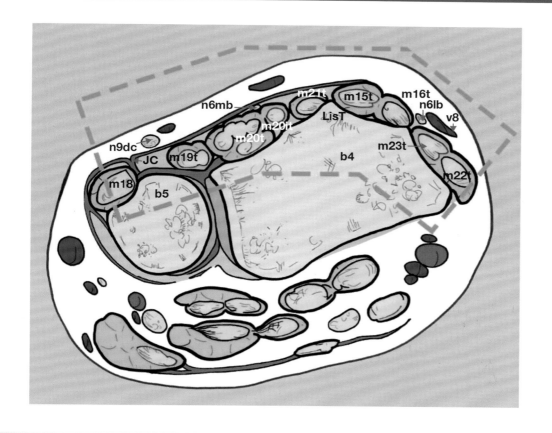

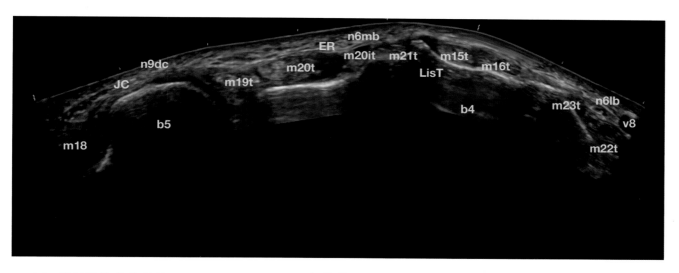

- m15t：桡侧腕长伸肌肌腱
- m16t：桡侧腕短伸肌肌腱
- m18：尺侧腕伸肌
- m19t：小指伸肌肌腱
- m20t：指伸肌肌腱
- m20it：示指伸肌肌腱

- m21t：拇长伸肌肌腱
- m22t：拇长展肌肌腱
- m23t：拇短伸肌肌腱
- b4：桡骨
- b5：尺骨
- LisT：Lister 结节

- ER：伸肌支持带
- JC：关节囊
- n6lb：桡神经浅支外侧支
- n6mb：桡神经浅支内侧支
- n9dc：尺骨背侧神经
- v8：头静脉

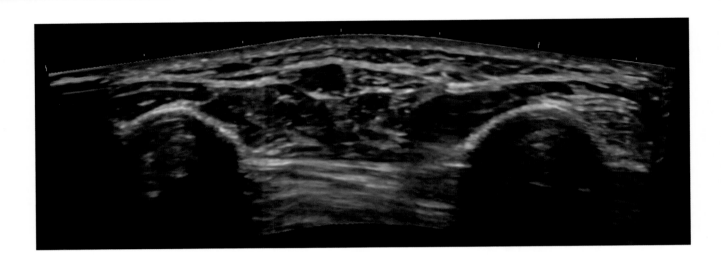

4.6　骨间膜

　　桡侧腕短伸肌和长肌腱位于图像的最右侧,邻近桡骨远端。第1间室的肌肉在第2间室的肌肉肌腱上方更向背侧靠近。小指伸肌是这个水平上唯一肌腱性的伸肌。浅表的桡神经和桡动脉在此幅图像中无法辨识出来,但通常会在图像的最右侧看到。骨间膜可见于图像的中心深部。

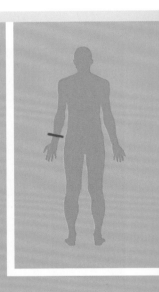

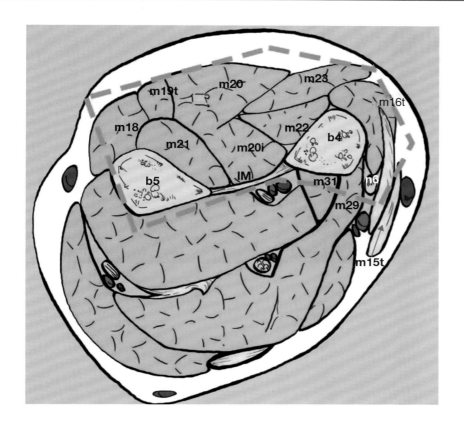

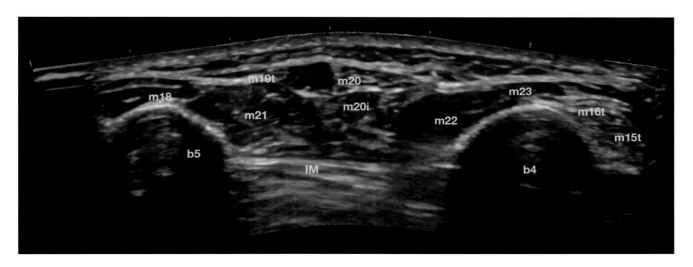

- m15t：桡侧腕长伸肌肌腱
- m16t：桡侧腕短伸肌肌腱
- m18：尺侧腕伸肌
- m19t：小指伸肌肌腱
- m20：指伸肌

- m20i：示指伸肌
- m21：拇长伸肌
- m22：拇长展肌
- m23：拇短伸肌
- m29：指浅屈肌

- m31：拇长屈肌
- b4：桡骨
- b5：尺骨
- IM：骨间膜
- n6：桡神经浅支

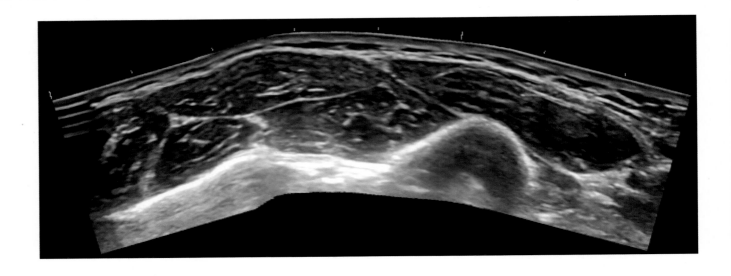

4.7 伸肌

　　这幅图像显示了整个伸肌群的肌腹，包括移动肌群内的肱桡肌。骨间后神经位于拇长屈肌和示指伸肌之间。在图像右侧，桡神经浅支位于桡侧腕短伸肌肌腹下方桡动脉的左侧。在图像的右侧还可以看到拇长屈肌和前臂掌侧间室的指浅屈肌。

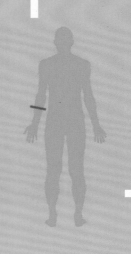

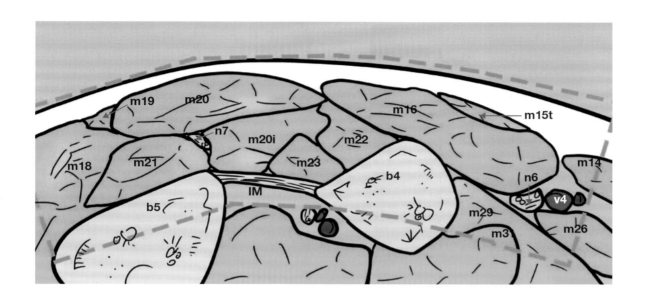

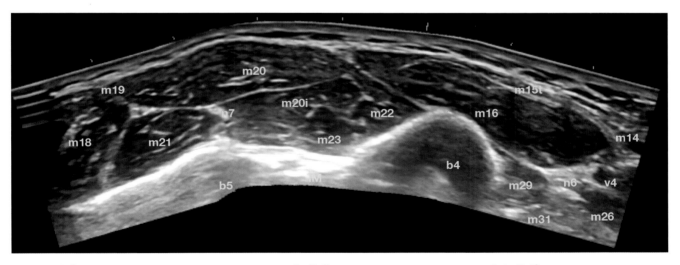

- m14：肱桡肌
- m15t：桡侧腕长伸肌肌腱
- m16：桡侧腕短伸肌
- m18：尺侧腕伸肌
- m19：小指伸肌
- m20：指伸肌
- m20i：示指伸肌

- m21：拇长伸肌
- m22：拇长展肌
- m23：拇短伸肌
- m26：桡侧腕屈肌
- m29：指浅屈肌
- m31：拇长屈肌

- b4：桡骨
- b5：尺骨
- IM：骨间膜
- n6：桡神经浅支
- n7：桡神经深支（骨间后神经）
- v4：桡动脉

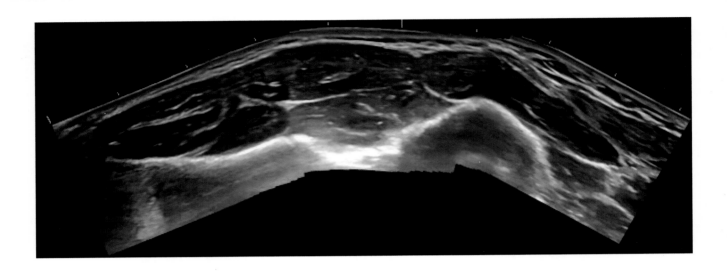

4.8 移动肌群

这幅图与 4.7 节中的图非常相似，但更靠近示指伸肌的起点。移动肌群更加明显。

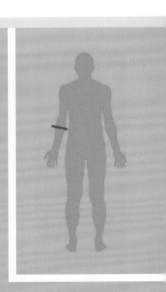

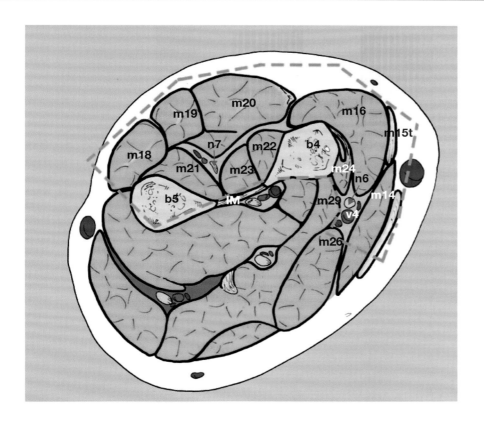

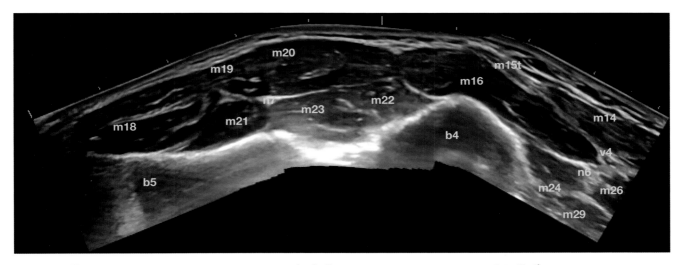

- m14：肱桡肌
- m15t：桡侧腕长伸肌肌腱
- m16：桡侧腕短伸肌
- m18：尺侧腕伸肌
- m19：小指伸肌
- m20：指伸肌

- m21：拇长伸肌
- m22：拇长展肌
- m23：拇短伸肌
- m24：旋前圆肌
- m26：桡侧腕屈肌
- m29：指浅屈肌

- b4：桡骨
- b5：尺骨
- IM：骨间膜
- n6：桡神经浅支
- n7：桡神经深支（骨间后神经）
- v4：桡动脉

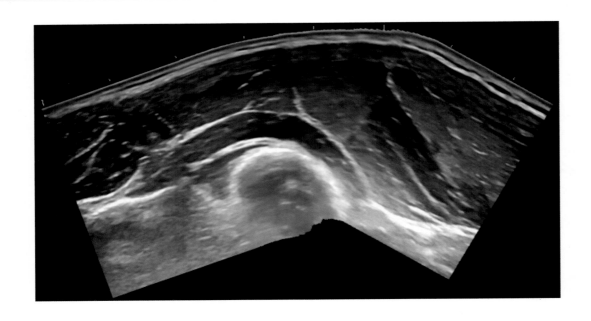

4.9 旋后肌与伸肌

　　该图切面位于前臂近端,显示了伸肌群的肌腹和活动肌群明显的肌腹。图中桡神经浅支和桡动脉位于其下方,直接位于前臂掌侧拇长屈肌和旋前肌的正上方。在该图像中可以看到旋后肌的两个头,它们之间有骨间后神经。尺骨和桡骨非常接近,因为前臂是在旋前时进行扫描的。

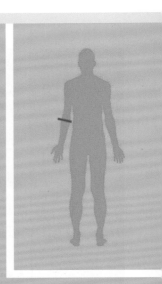

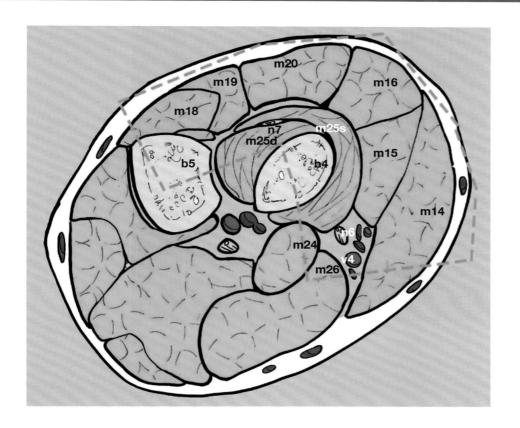

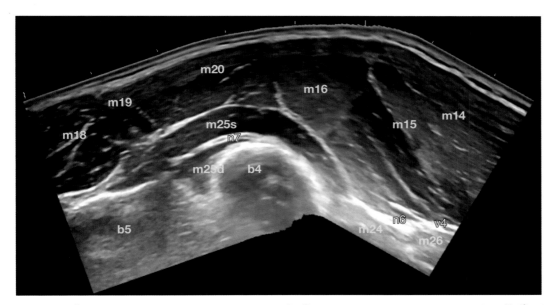

- m14：肱桡肌
- m15：桡侧腕长伸肌
- m16：桡侧腕短伸肌
- m18：尺侧腕伸肌
- m19：小指伸肌

- m20：指伸肌
- m24：旋前圆肌
- m25d：旋后肌深头
- m25s：旋后肌浅头
- m26：桡侧腕屈肌

- b4：桡骨
- b5：尺骨
- n6：桡神经浅支
- n7：桡神经深支（骨间后神经）
- v4：桡动脉

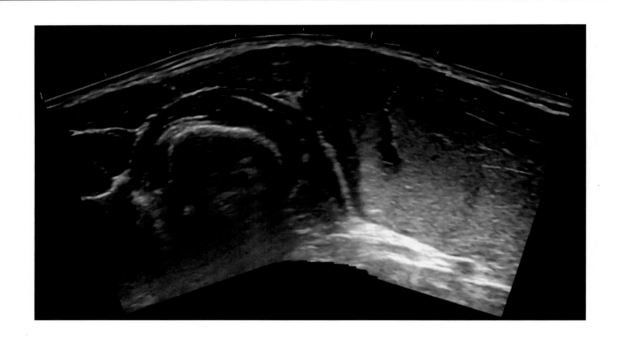

4.10 肱二头肌止点

　　该图显示了前臂伸肌的最近端。小指伸肌位于其起点，而其他伸肌是肌肉形式，包括图像最左侧的肘肌。在尺骨和桡骨之间可以看到桡骨肌腱在桡骨上的止点。移动肌群的肌腹在图像的右侧仍然很明显。在它们的下面可以看到桡动脉和神经。在这幅图像中，可能看到桡神经分为深支和浅支。

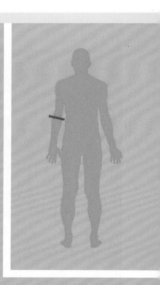

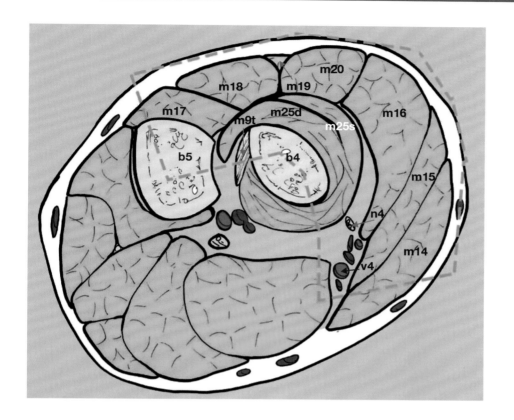

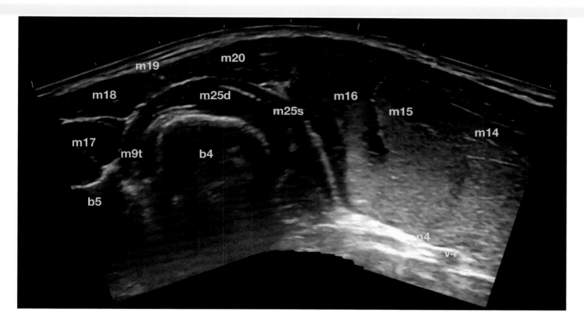

- m9t：肱二头肌肌腱
- m14：肱桡肌
- m15：桡侧腕长伸肌
- m16：桡侧腕短伸肌
- m17：肘肌
- m18：尺侧腕伸肌
- m19：小指伸肌
- m20：指伸肌
- m25d：旋后肌深头
- m25s：旋后肌浅头
- b4：桡骨
- b5：尺骨
- v4：桡动脉

（朱迎 张一帆 译）

扫码获取
- 配套视频
- 专家共识
- 案例分析
- 读者社群

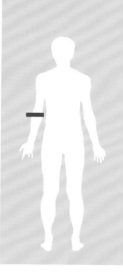

第 5 章

腕部

  检查腕部时,最好让患者坐在检查者对面并伸展双臂。前臂旋前,检查掌侧;前臂旋后,检查背侧。检查掌侧时,手腕下可垫置卷起的毛巾;检查背侧时,毛巾垫置于掌心。使用高频探头进行扫查,具体根据受试者体型大小,探头可以小至 25mm,或宽至 50mm。38mm 探头操作最为灵活,应用范围最广。

  正中神经和腕管是掌侧检查图像的关键结构。在远端桡尺关节和舟月骨关节水平显示图像。扫描腕管恰当位置,即可显示钩骨钩水平的腕管近端和远端图像。这些图像中还有 Guyon 管,其中包含尺神经和动脉。它在腕管近端的豌豆骨水平上形成,平行于腕管的尺骨。

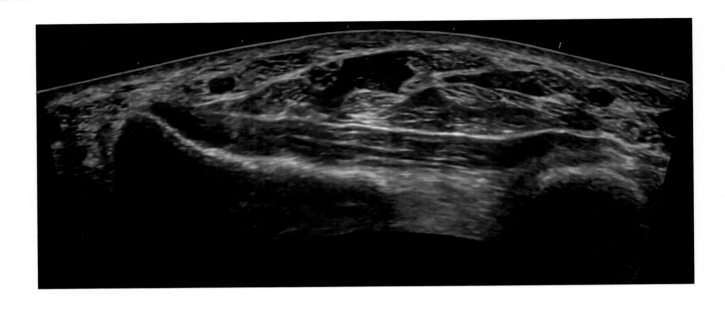

5.1 旋前方肌

　　该图切面位于远端桡骨和尺骨,旋前方肌占据图像的中心。这块肌肉是图像中唯一以长轴投影的结构。其他包括肌腱、神经、血管和骨骼在内的所有结构都是短轴投影。正中神经位于桡侧腕屈肌肌腱下方的旋前方肌正中心位置。掌长肌肌腱位于图像的表面中心。手指的浅深屈肌缩小成肌腱。

　　尺动脉和桡动脉分别位于图像的左侧和右侧。尺神经位于尺侧腕屈肌深层最右侧。桡动脉左侧有桡神经浅支,并分为内侧支和外侧支。在外侧支的左侧可以看到第一伸肌间室肌腱。

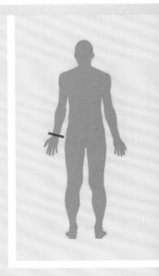

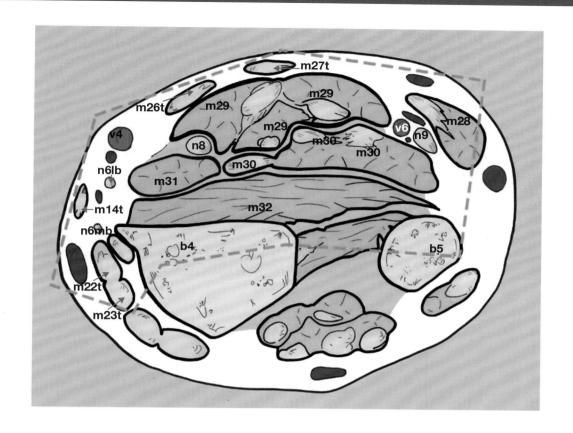

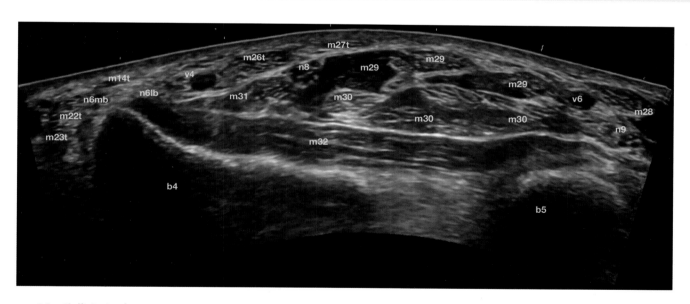

- m14t:肱桡肌肌腱
- m22t:拇长展肌肌腱
- m23t:拇短伸肌肌腱
- m26t:桡侧腕屈肌肌腱
- m27t:掌长肌肌腱
- m28:尺侧腕屈肌

- m29:指浅屈肌
- m30:指深屈肌
- m31:拇长屈肌
- m32:旋前方肌
- b4:桡骨
- b5:尺骨

- v4:桡动脉
- v6:尺动脉
- n6mb:桡神经浅支内侧支
- n6lb:桡神经浅支外侧支
- n8:正中神经
- n9:尺神经

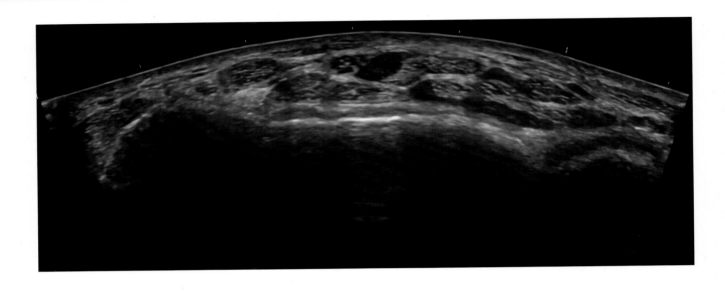

5.2 桡尺关节

　　该图切面位于旋前方肌远端。正中神经沿尺侧方向向掌长肌肌腱移动,远离桡侧腕屈肌。在此层面上,指浅屈肌和指深屈肌主要是肌腱。屈肌在这个水平上完全是肌腱。桡动脉和尺动脉位于图像的两侧。尺神经位于尺动脉的右下方。桡神经浅支在桡动脉的左侧。第1伸肌间室位于内侧支的深部和外侧支的左侧。肱桡肌肌腱位于桡侧腕屈肌的左侧,位于桡骨远端。尺侧腕屈肌位于尺动脉的表面。

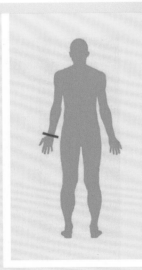

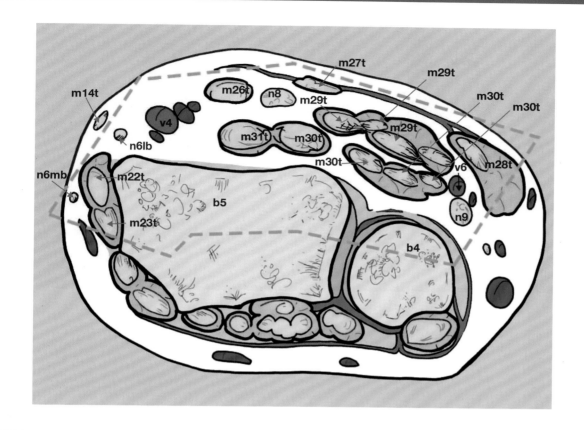

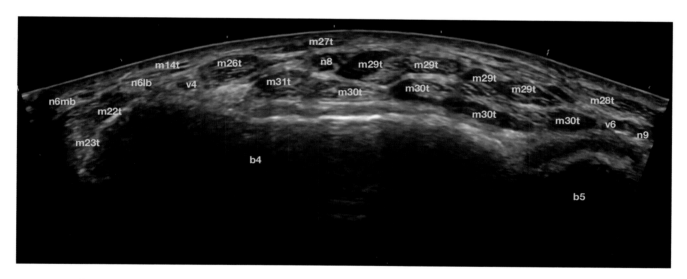

- m14t: 肱桡肌肌腱
- m22t: 拇长展肌肌腱
- m23t: 拇短伸肌肌腱
- m26t: 桡侧腕屈肌肌腱
- m27t: 掌长肌肌腱
- m28t: 尺侧腕屈肌肌腱

- m29t: 指浅屈肌肌腱
- m30t: 指深屈肌肌腱
- m31t: 拇长屈肌肌腱
- b4: 桡骨
- b5: 尺骨
- v4: 桡动脉

- v6: 尺动脉
- n6mb: 桡神经浅支内侧支
- n6lb: 桡神经浅支外侧支
- n8: 正中神经
- n9: 尺神经

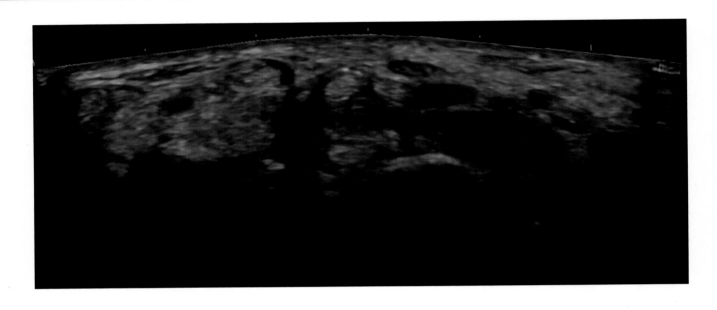

5.3 舟骨

舟月骨关节面位于图的底部。舟月韧带位于舟月骨关节面之间。在这幅图中，正中神经位于掌长肌肌腱下方。桡侧腕屈肌肌腱向正中神经呈放射状分布。屈肌在这个水平上完全是肌腱。尺神经和尺动脉仍位于图像右侧，深至腕屈肌。桡动脉和桡神经浅支外侧支仍位于图像左侧，第一伸肌间室肌腱位于其左侧。

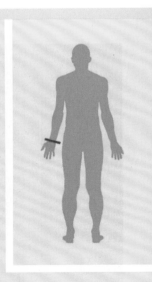

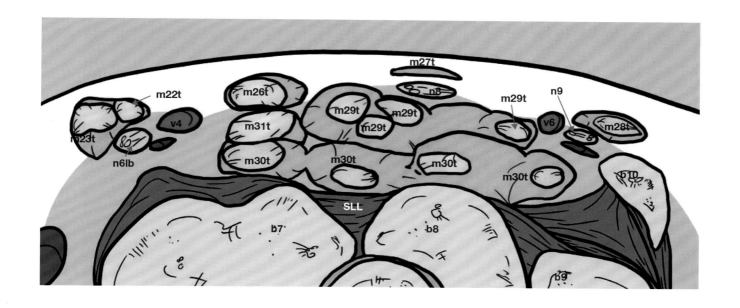

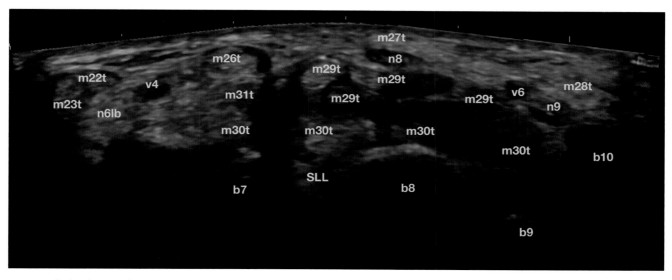

- m22t:拇长展肌肌腱
- m23t:拇短伸肌肌腱
- m26t:桡侧腕屈肌肌腱
- m27t:掌长肌肌腱
- m28t:尺侧腕屈肌肌腱
- m29t:指浅屈肌肌腱
- m30t:指深屈肌肌腱
- m31t:拇长屈肌肌腱
- b7:舟骨
- b8:月骨
- b9:三角骨
- b10:豆状骨
- SLL:舟月韧带
- v4:桡动脉
- v6:尺动脉
- n6lb:桡神经浅支外侧支
- n8:正中神经
- n9:尺神经

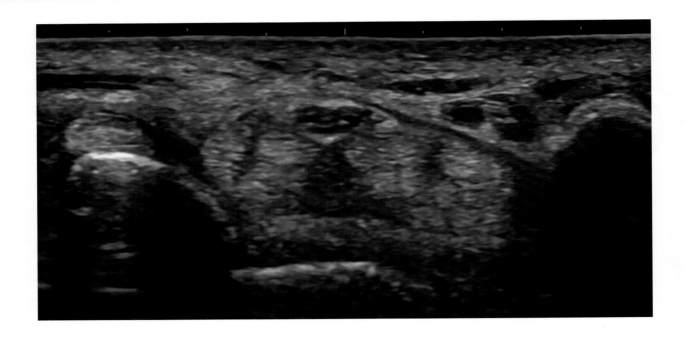

5.4 腕管近端

　　该图切面位于腕管近端开口。豌豆骨突构成其尺侧缘,舟骨远端构成其桡侧缘。腕横韧带覆盖在腕管顶部,Guyon管位于尺侧。手浅屈肌、深屈肌、拇长屈肌与正中神经一起位于腕管内。尺神经位于豌豆骨突和尺动脉之间。桡侧腕屈肌肌腱位于腕横韧带和舟骨的表面。外展短肌位于桡侧腕屈肌表面。

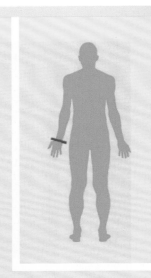

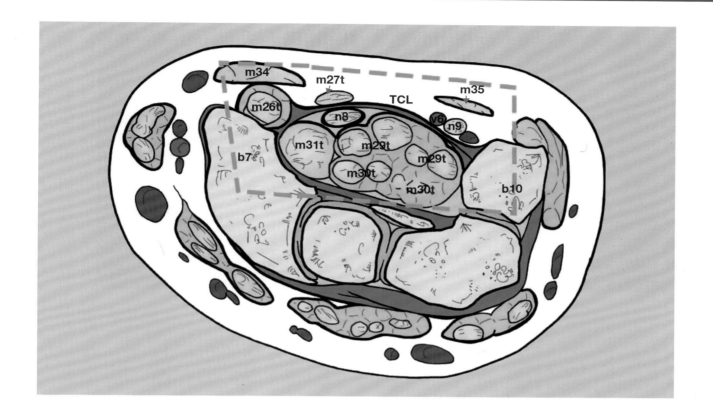

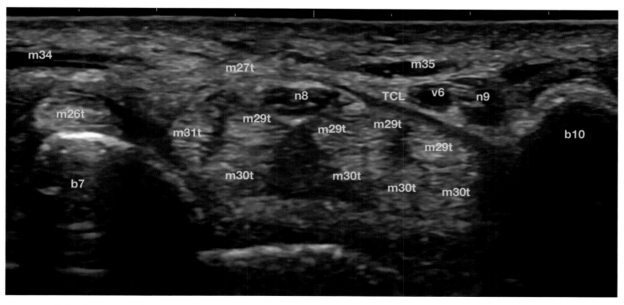

- m26t：桡侧腕屈肌肌腱
- m27t：掌长肌肌腱
- m29t：指浅屈肌肌腱
- m30t：指深屈肌肌腱
- m31t：拇长屈肌肌腱

- m34：拇短展肌
- m35：掌短肌
- b7：舟骨
- b10：豆状骨

- TCL：腕横韧带
- v6：尺动脉
- n8：正中神经
- n9：尺神经

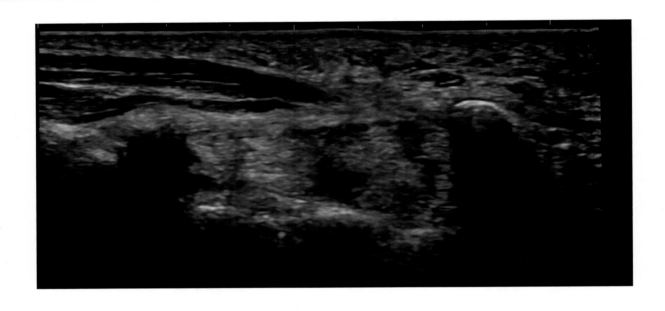

5.5　腕横韧带

　　该图切面位于第 2 排腕骨上的腕管中。钩骨钩形成腕管的尺侧，并且大多角骨形成桡侧边界。头状骨和小多角骨形成底部。腕横韧带位于腕管上方，并且明显比其近端厚。在支持带下方仍可见深、浅屈肌的肌腱和正中神经，以及拇长屈肌。腕管较窄，但远端较深。尺神经已分成浅支和深支，两者均位于钩骨上，邻近动脉。掌短肌和小指短屈肌位于图像的最右侧。

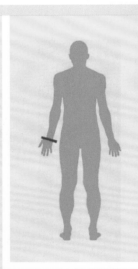

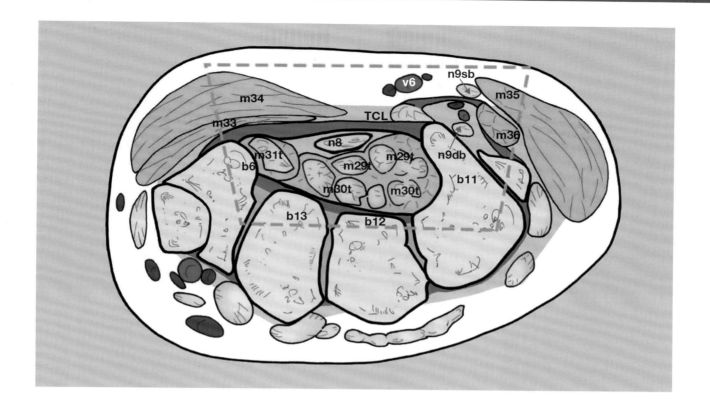

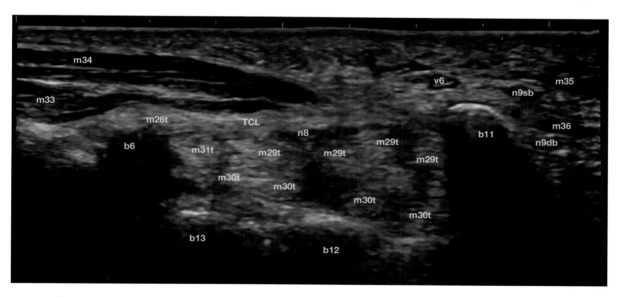

- m26t：桡侧腕屈肌肌腱
- m29t：指浅屈肌肌腱
- m30t：指深屈肌肌腱
- m31t：拇长屈肌肌腱
- m33：拇短屈肌
- m34：拇短展肌

- m35：掌短肌
- m36：小指短屈肌
- b6：大多角骨
- b11：钩骨
- b12：头状骨
- b13：小多角骨

- TCL：腕横韧带
- v6：尺动脉
- n8：正中神经
- n9sb：尺神经浅支
- n9db：尺神经深支

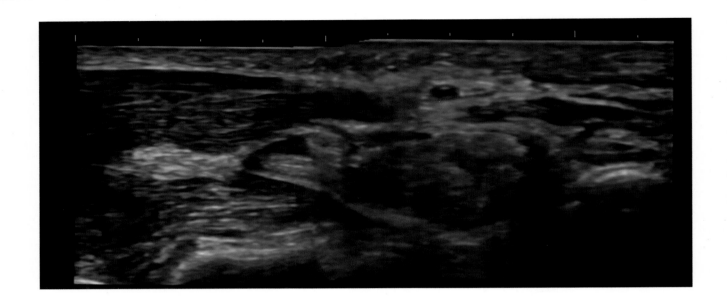

5.6　腕管远端

　　该图像显示的是腕管远端切面。大鱼际肌和小鱼际肌在肌腱和神经的顶部重叠。拇长屈肌肌腱将拇短屈肌的头部分开。屈肌肌腱深入手掌，由于各向异性而显示不清。正中神经发出终末支，逐渐变得扁平，尺神经深支在尺动脉旁隐约可见。尺神经浅支仍与尺动脉伴行，深支位于小指短屈肌和小指对掌肌之间。掌骨的头部位于图像的底部。

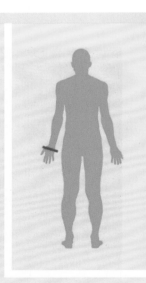

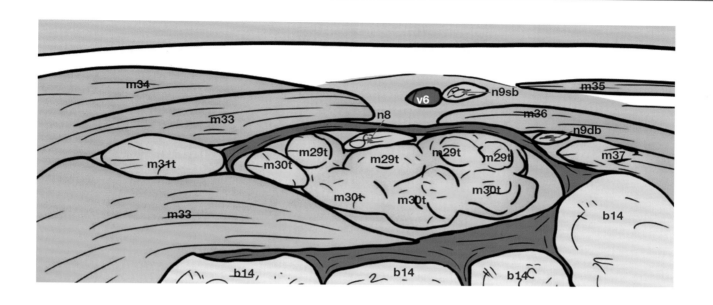

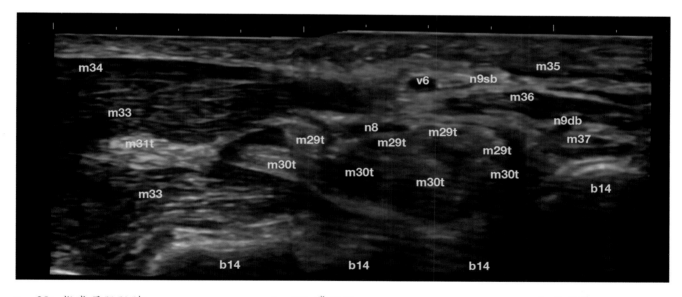

- m29t:指浅屈肌肌腱
- m30t:指深屈肌肌腱
- m31t:拇长屈肌肌腱
- m33:拇短屈肌
- m34:拇短展肌

- m35:掌短肌
- m36:小指短屈肌
- m37:小指对掌肌
- b14:掌骨

- v6:尺动脉
- n8:正中神经
- n9sb:尺神经浅支
- n9db:尺神经深支

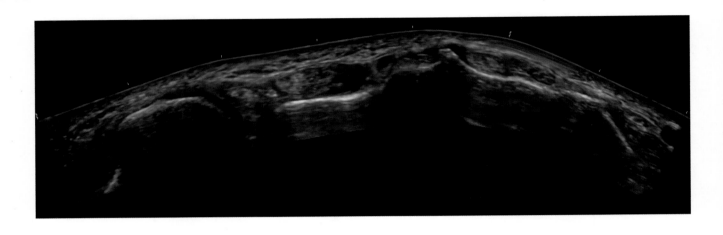

5.7 伸肌间室

　　该图像位于前臂背侧远端 Lister 结节处。6 个伸肌间室均位于桡骨远端。第 1 间室和第 2 间室位于结节的桡侧。桡神经浅支外侧支位于第 1 间室肌腱上方,而外侧支位于第 4 间室肌腱的浅部。第 3 间室位于 Lister 结节的尺侧,大多数情况下是这样。

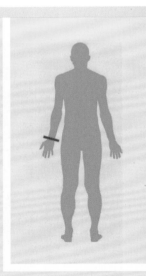

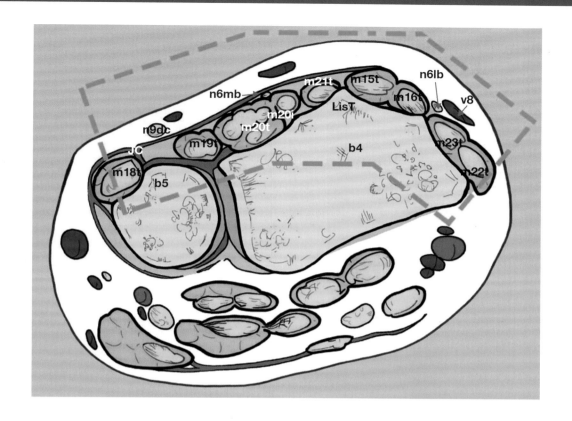

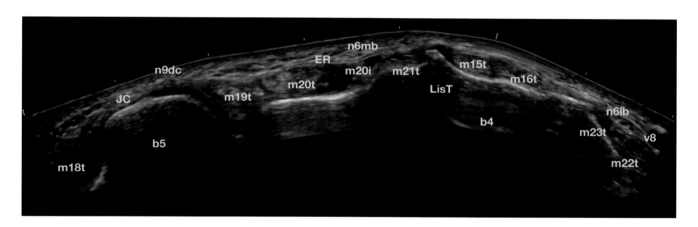

- m15t：桡侧腕长伸肌肌腱
- m16t：桡侧腕短伸肌肌腱
- m18t：尺侧腕伸肌肌腱
- m19t：小指伸肌肌腱
- m20t：指伸肌肌腱
- m20i：示指伸肌

- m21t：拇长伸肌肌腱
- m22t：拇长展肌肌腱
- m23t：拇短伸肌肌腱
- b4：桡骨
- b5：尺骨
- JC：关节囊

- LisT：Lister 结节
- ER：伸肌支持带
- v8：头静脉
- n6mb：桡神经浅支内侧支
- n6lb：桡神经浅支外侧支
- n9dc：尺神经背侧皮支

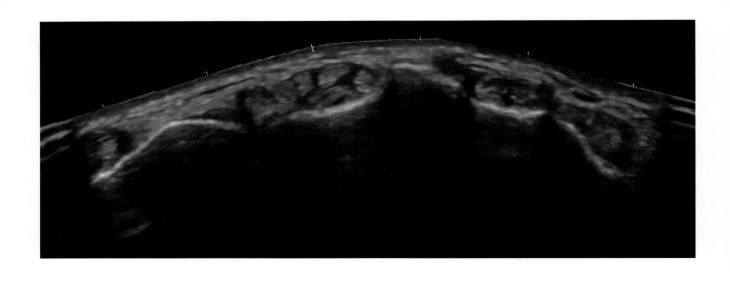

5.8 第 3 间室变异

　　该图中，第 3 间室位于结节的桡侧，提示可能存在变异。第 6 间室位于尺骨上方，包含尺侧腕伸肌，其经过尺骨茎突、三角纤维软骨复合体和三角骨。第 4 间室和第 5 间室分别位于胫骨和尺骨的顶部。

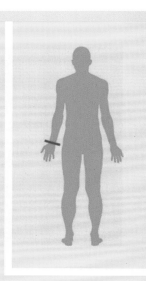

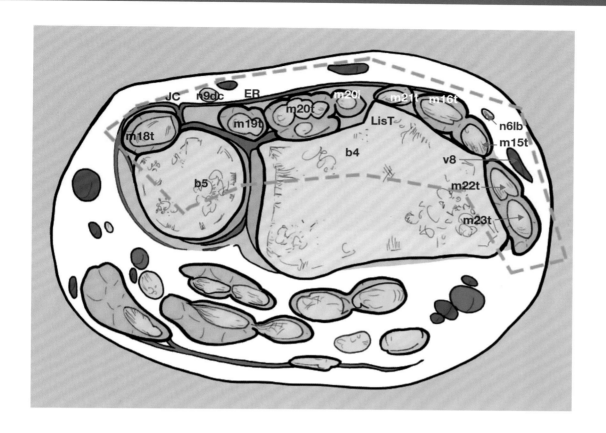

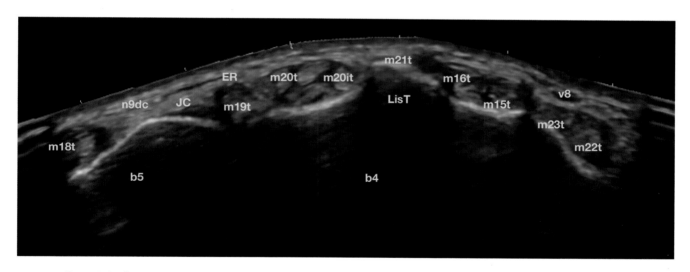

- m15t：桡侧腕长伸肌肌腱
- m16t：桡侧腕短伸肌肌腱
- m18t：尺侧腕伸肌肌腱
- m19t：小指伸肌肌腱
- m20t：指伸肌肌腱
- m20it：示指伸肌肌腱
- m21t：拇长伸肌肌腱
- m22t：拇长展肌肌腱
- m23t：拇短伸肌肌腱
- b4：桡骨
- b5：尺骨
- JC：关节囊
- LisT：Lister 结节
- ER：伸肌支持带
- v8：头静脉
- n6lb：桡神经浅支外侧支
- n9dc：尺神经背侧皮支

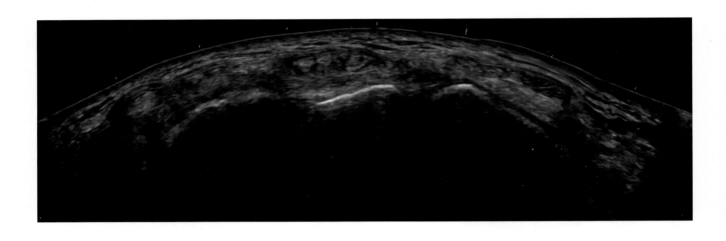

5.9　第1排腕骨

　　向远侧移动,该图像是舟月骨关节上方的切面。拇长伸肌(第3间室)起始呈放射状跨越桡侧腕短伸肌和桡侧腕长伸肌(第2间室),逐渐接近止于第1掌骨。腕背侧韧带在舟骨和月骨的上方可见。桡神经浅支的两个分支在第1间室和第4间室上方。

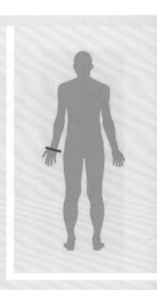

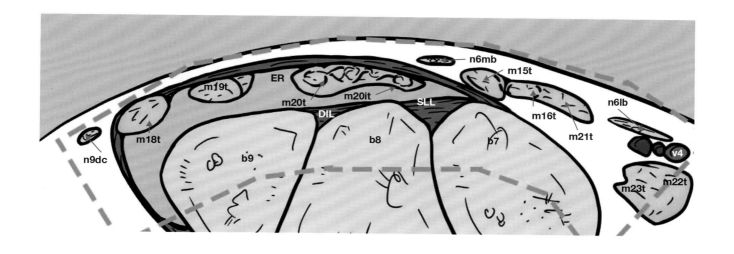

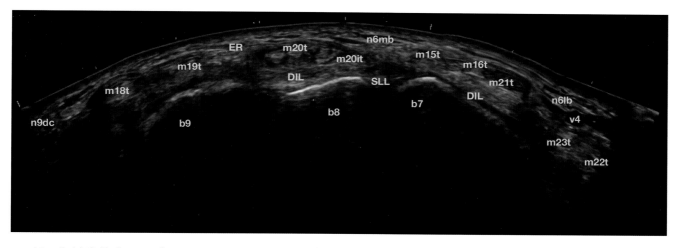

- m15t:桡侧腕长伸肌肌腱
- m16t:桡侧腕短伸肌肌腱
- m18t:尺侧腕伸肌肌腱
- m19t:小指伸肌肌腱
- m20t:指伸肌肌腱
- m20it:示指伸肌肌腱
- m21t:拇长伸肌肌腱

- m22t:拇长展肌肌腱
- m23t:拇短伸肌肌腱
- b7:舟骨
- b8:月骨
- b9:三角骨
- ER:伸肌支持带

- DIL:腕骨间背侧韧带
- SLL:舟月韧带
- v4:桡动脉
- n6mb:桡神经浅支内侧支
- n6lb:桡神经浅支外侧支
- n9dc:尺神经背侧皮支

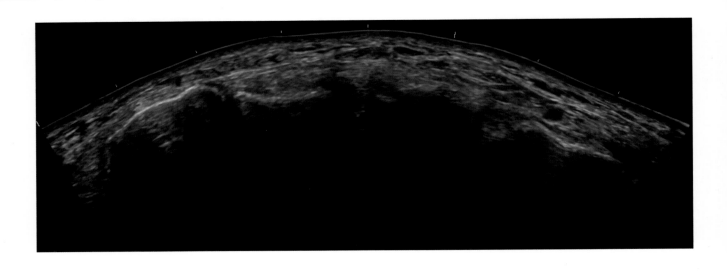

5.10 第2排腕骨

此切面展示的是第2排腕骨。指伸肌(第4间室)开始形成不同的终末分支。桡侧腕长伸肌肌腱和桡侧腕短伸肌肌腱各自逐渐靠近并附着于第2和第3掌骨。拇长伸肌斜向第1掌骨。拇短伸肌附着于大多角骨与桡动脉伴行。图像的左侧是拇长展肌。

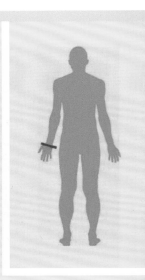

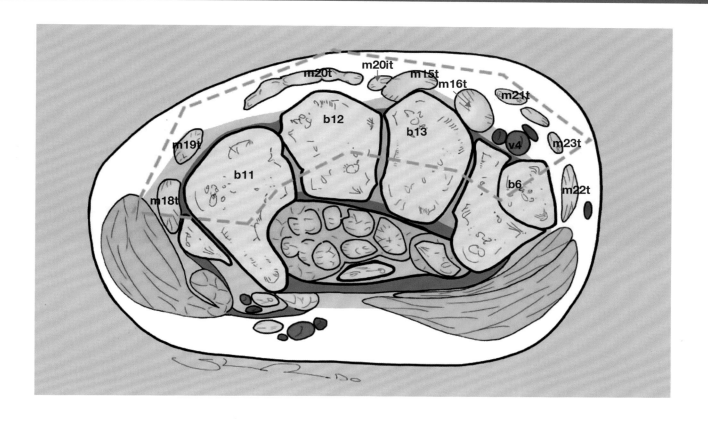

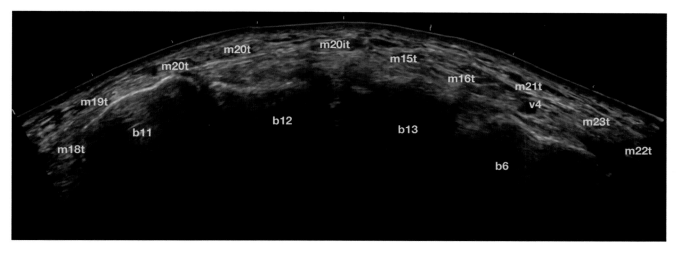

- m15t：桡侧腕长伸肌肌腱
- m16t：桡侧腕短伸肌肌腱
- m18t：尺侧腕伸肌肌腱
- m19t：小指伸肌肌腱
- m20t：指伸肌肌腱
- m20it：示指伸肌肌腱
- m21t：拇长伸肌肌腱
- m22t：拇长展肌肌腱
- m23t：拇短伸肌肌腱
- b6：大多角骨
- b11：钩骨
- b12：头状骨
- b13：小多角骨
- v4：桡动脉

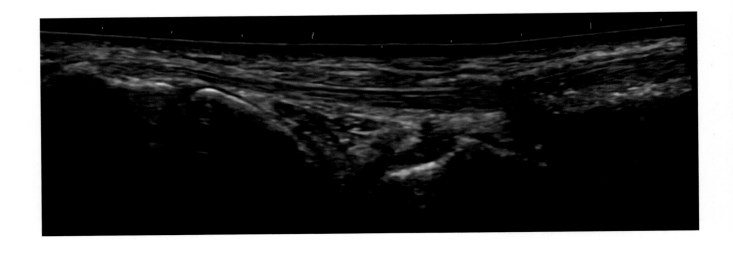

5.11　腕关节桡侧矢状面

　　该图像是腕关节桡侧宽景成像。第 1 间室的拇长展肌经过桡骨茎突、舟骨、大多角骨，并附着于第 1 掌骨。

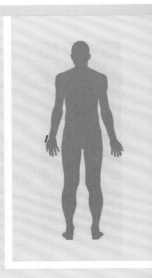

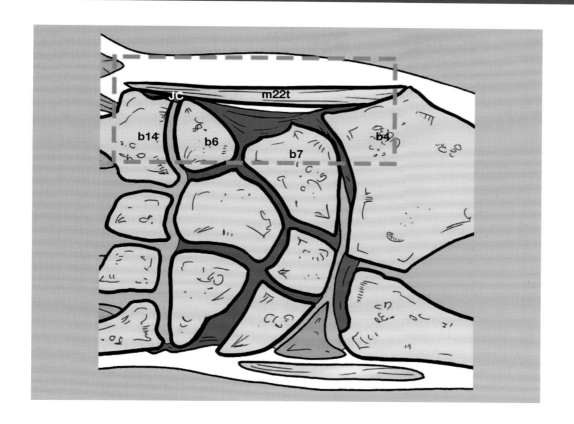

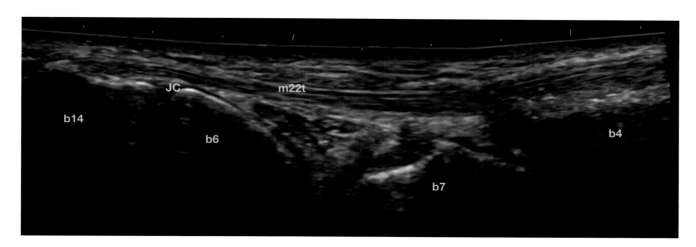

- ● m22t：拇长展肌肌腱
- ● b4：桡骨
- ● b6：大多角骨
- ● b7：舟骨
- ● b14：掌骨
- ● JC：关节囊

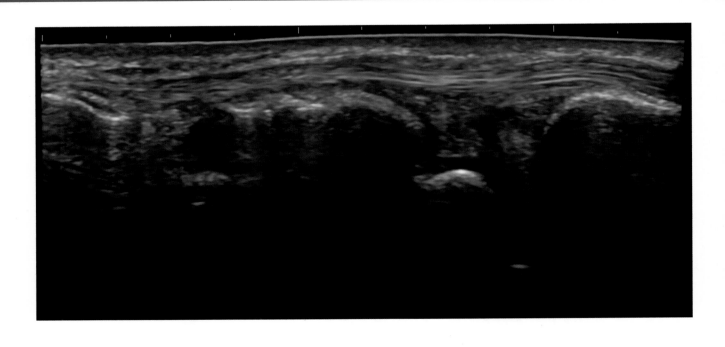

5.12　腕关节尺侧矢状面

　　该图像是从尺骨茎突开始的腕关节尺侧宽景成像，包括三角纤维软骨复合体，还有大多角骨、钩状骨、第5掌骨。在图像底部可见桡骨，这是由腕关节桡偏造成的。

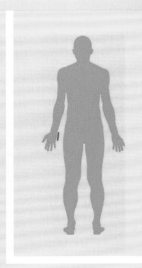

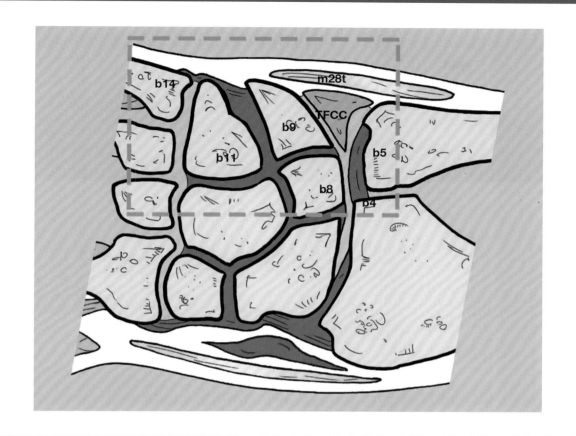

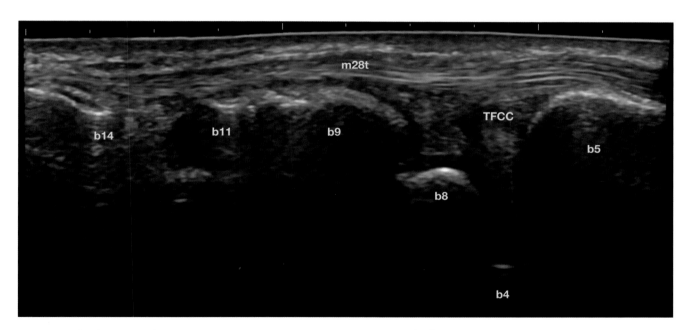

- m28t：尺侧腕屈肌肌腱
- b4：桡骨
- b5：尺骨
- b8：月骨
- b9：三角骨
- b11：钩骨
- b14：掌骨
- TFCC：三角纤维软骨复合体

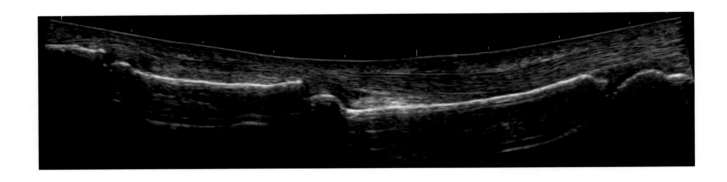

5.13　掌指

　　该图像是示指掌侧宽景成像。屈肌腱在图像上像指骨一样突出。尽管在正常状态下很难识别滑车系统，但可以在指深屈肌上方标记滑车系统。

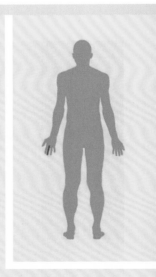

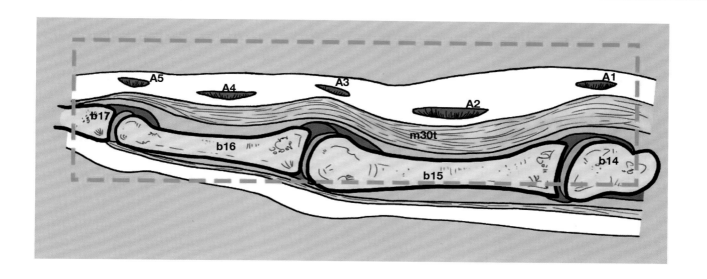

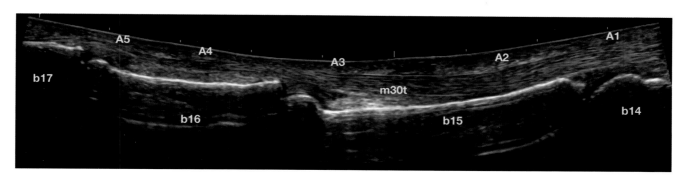

- m30t：指深屈肌肌腱
- b14：掌骨
- b15：近节指骨
- b16：中节指骨
- b17：远节指骨

- A1：A1 滑车
- A2：A2 滑车
- A3：A3 滑车
- A4：A4 滑车
- A5：A5 滑车

（李硕 刘雨森 译）

扫码获取

- 配套视频
- 专家共识
- 案例分析
- 读者社群

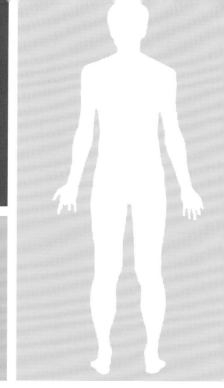

第 2 部分

下肢

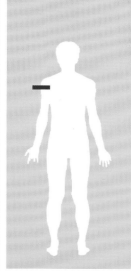

第 **6** 章

髋部

髋部可分为 3 个不同的区域：前髋、外髋和后髋，包含许多解剖结构，在超声解剖学上有一定难度。通常采集 3 个区域的横断面图像，矢状面图像也经常使用。

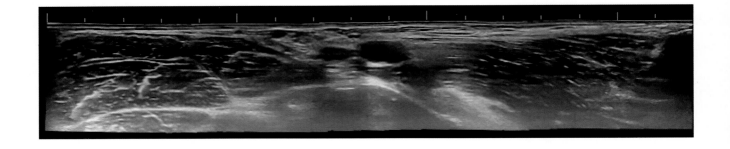

6.1 髋关节前面

　　该图为髋关节前面从外侧到远内侧和大腿内侧的切面。它展示了从一个象限到下一个象限的解剖连续性。

　　扫描髋关节前面时,受检者应仰卧,双腿保持中立位。检查者位于受检者一侧。髋关节前面的前几幅图像是从近端到远端的横切面图像。

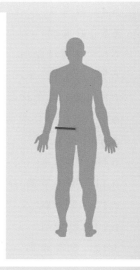

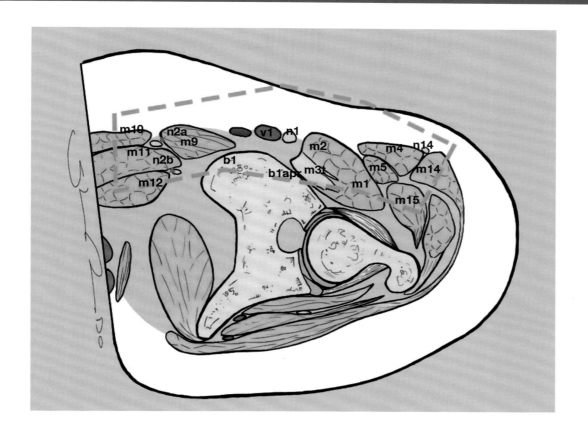

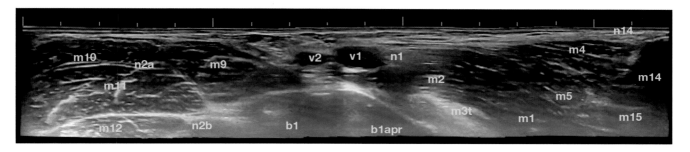

- m1：髂肌
- m2：腰大肌
- m3t：腰小肌肌腱
- m4：缝匠肌
- m5：股直肌
- m9：髂腰肌
- m10：长收肌

- m11：短收肌
- m12：大收肌
- m14：阔筋膜张肌
- m15：臀小肌
- b1：耻骨
- b1apr：耻骨前支
- n1：股神经

- n2a：闭孔神经前支
- n2b：闭孔神经后支
- n14：股外侧皮神经
- v1：股动脉
- v2：股静脉

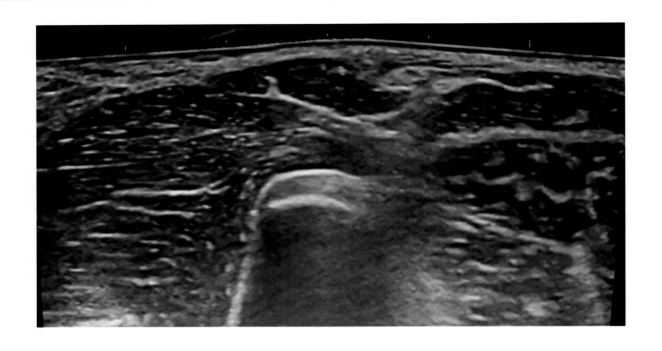

6.2 髂前下棘

　　该图为恰好位于髂前上棘下方的髂前下棘水平。显示了前间室和侧间室的交接处。在髋关节前面的整个图像中都会看缝匠肌。由近及远扫描时,其从外侧向内侧走行。在缝匠肌和阔筋膜张肌之间可见股外侧皮神经。在这一系列图像中股直肌明显可见。

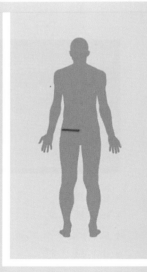

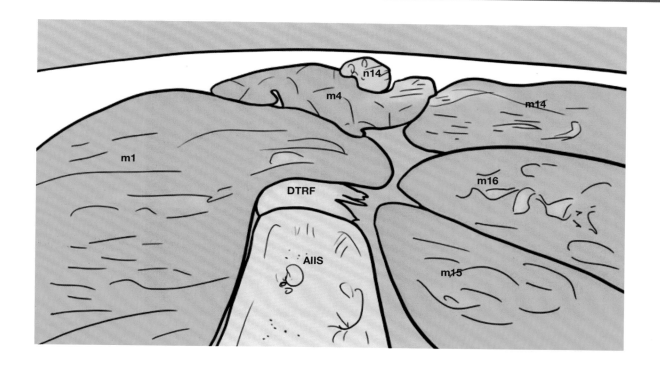

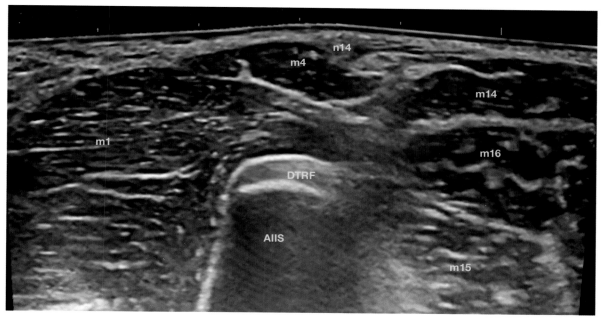

- m1：髂肌
- m4：缝匠肌
- m14：阔筋膜张肌
- m15：臀小肌
- m16：臀中肌
- DTRF：股直肌直头腱
- AIIS：髂前下棘
- n14：股外侧皮神经

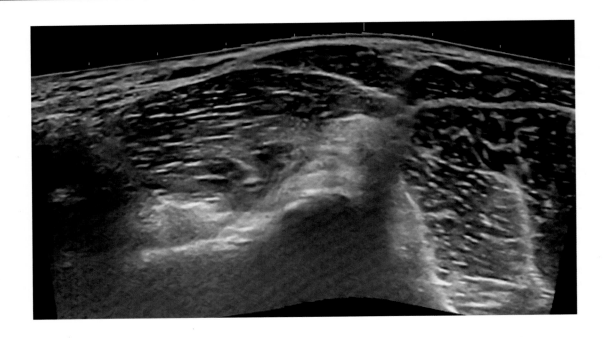

6.3 股直肌起源

在该图中,可见股直肌的直头和反折头。反折头为直头外侧的阴影。反折头与直头汇合形成股直肌肌腹。

髂耻粗隆位于髂前下棘的远侧。腰小肌肌腱和腰大肌肌腹位于其正上方。

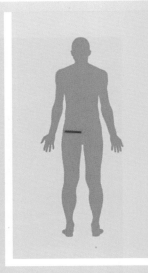

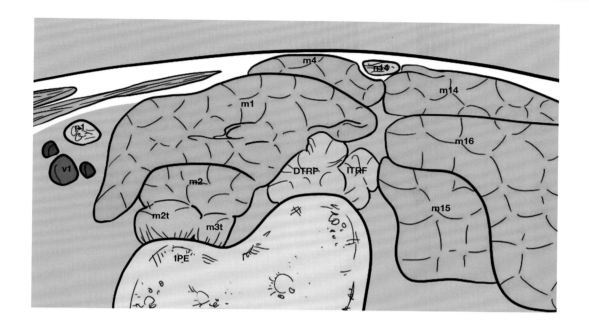

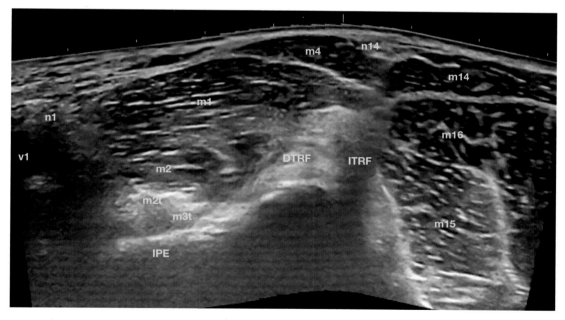

- m1：髂肌
- m2：腰大肌
- m2t：腰大肌肌腱
- m3t：腰小肌肌腱
- m4：缝匠肌
- m14：阔筋膜张肌
- m15：臀小肌
- m16：臀中肌
- DTRF：股直肌直头腱
- ITRF：股直肌间接腱
- IPE：髂耻隆突
- n1：股神经
- n14：股外侧皮神经
- v1：股动脉

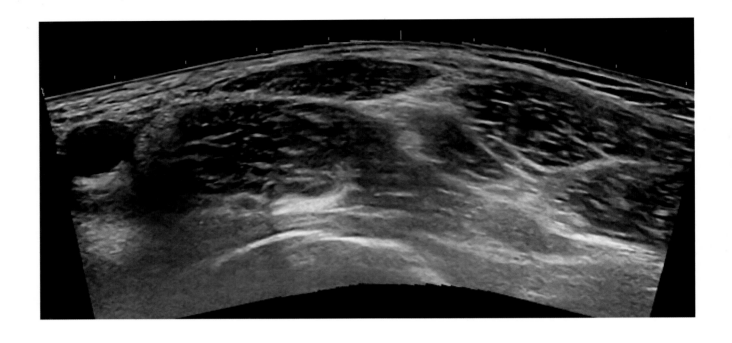

6.4 股骨头

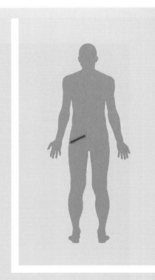

该图显示了股骨头和更内侧的缝匠肌。髂肌与腰大肌和股直肌完全融合,形成有中央腱膜的肌腹。股外侧肌起自股骨颈的内侧,在阔筋膜张肌下方走行。

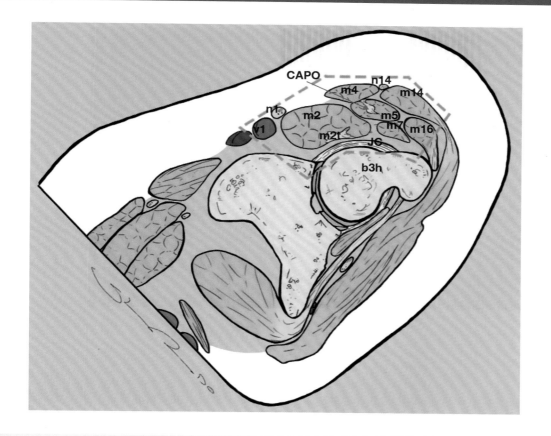

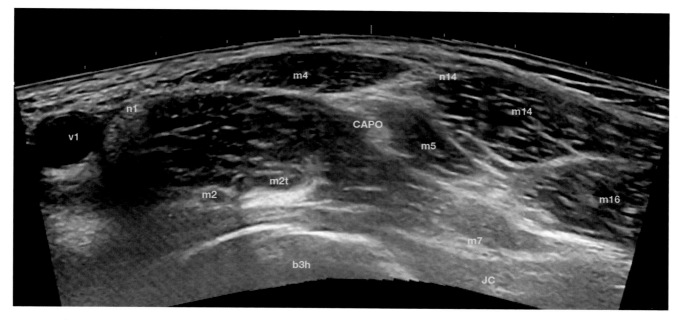

- m2：腰大肌
- m2t：腰大肌肌腱
- m4：缝匠肌
- m5：股直肌
- m7：股外侧肌
- m14：阔筋膜张肌
- m16：臀中肌
- CAPO：股直肌中央腱膜
- b3h：股骨头
- JC：关节囊
- n1：股神经
- n14：股外侧皮神经
- v1：股动脉

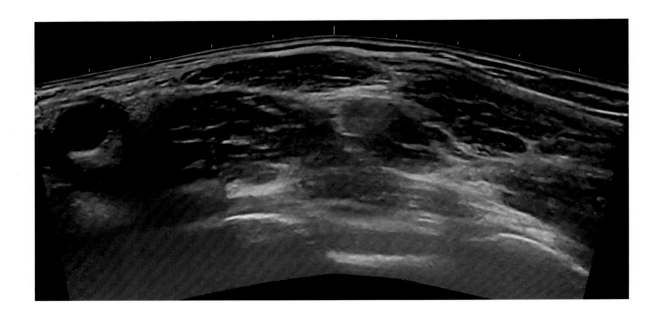

6.5 股骨颈

该图像为横切面稍微倾斜,可见股骨颈和大转子,其上股外侧肌明显可见。

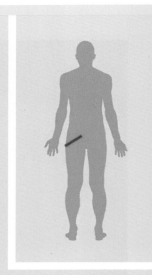

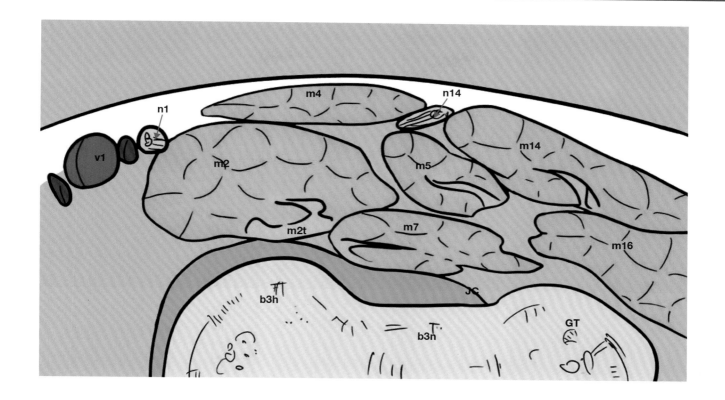

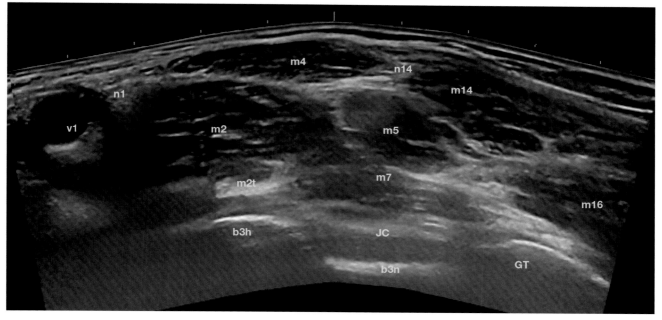

- m2:腰大肌
- m2t:腰大肌肌腱
- m4:缝匠肌
- m5:股直肌
- m7:股外侧肌

- m14:阔筋膜张肌
- m16:臀中肌
- b3h:股骨头
- b3n:股骨颈
- GT:大转子

- JC:关节囊
- n1:股神经
- n14:股外侧皮神经
- v1:股动脉

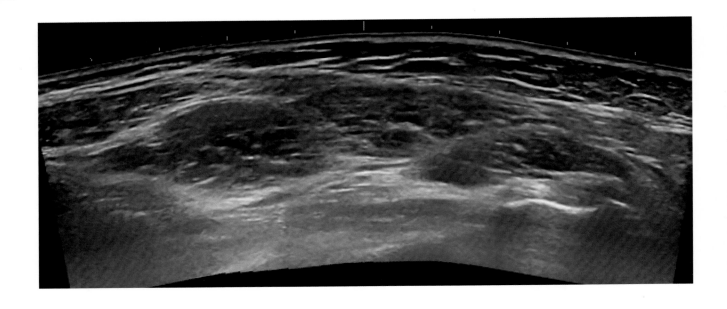

6.6 阔筋膜张肌

该图是位于中间的缝匠肌的宽视野横切投影。可见前间室和侧间室邻接，阔筋膜张肌和髂胫束与臀大肌融合。

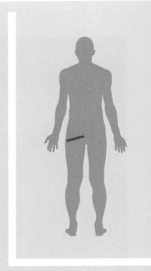

阔筋膜张肌

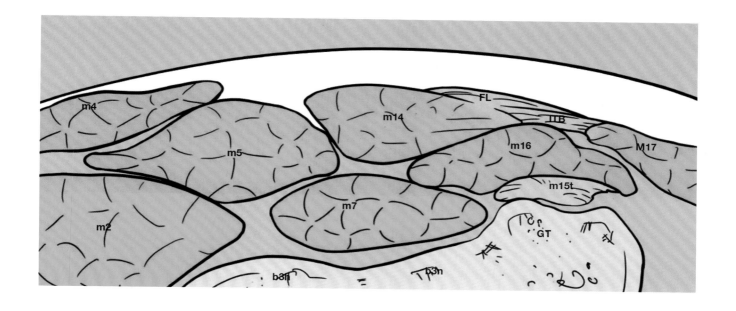

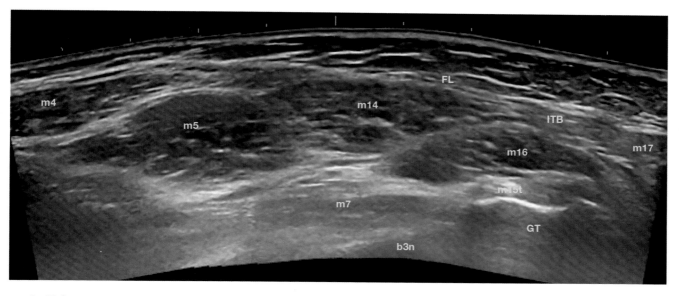

- m2：腰大肌
- m4：缝匠肌
- m5：股直肌
- m7：股外侧肌
- m14：阔筋膜张肌

- m15t：臀小肌肌腱
- m16：臀中肌
- m17：臀大肌
- FL：阔筋膜
- ITB：髂胫束

- b3h：股骨头
- b3n：股骨颈
- GT：大转子

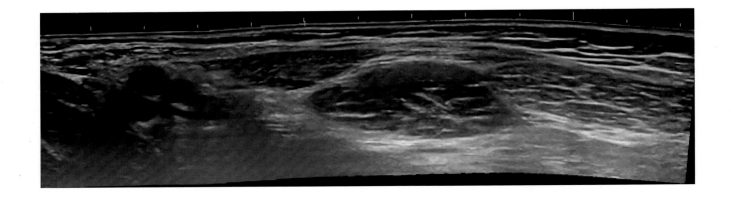

6.7　股直肌

在该图中,缝匠肌将向神经血管结构上方移动。股直肌位于图像的中间位置,股外侧肌完全为肌肉。

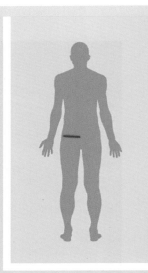

股直肌

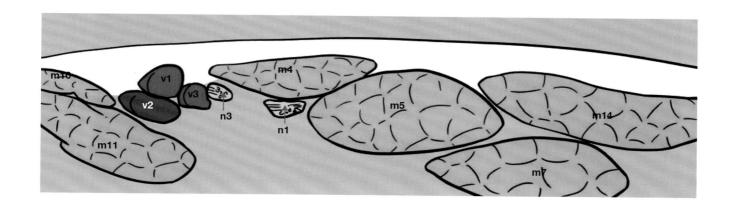

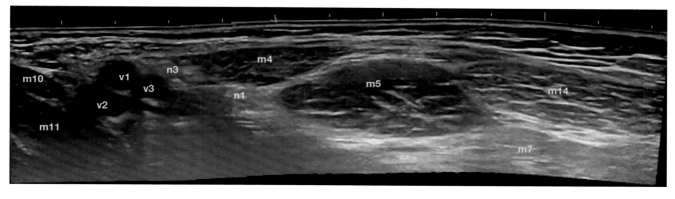

- m4:缝匠肌
- m5:股直肌
- m7:股外侧肌
- m10:长收肌
- m11:短收肌
- m14:阔筋膜张肌
- n1:股神经
- n3:隐神经
- v1:股动脉
- v2:股静脉
- v3:股深动脉

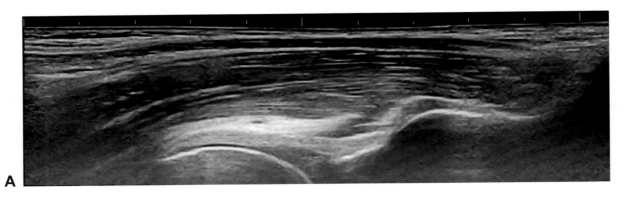

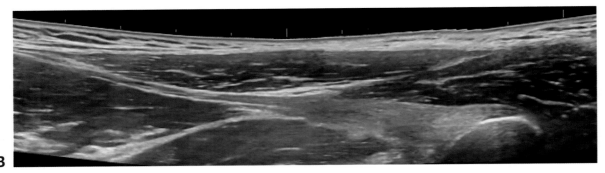

6.8　腰大肌矢状面(A)和股直肌矢状面(B)

　　这些图像是位于腰大肌更内侧和股直肌稍外侧的矢状面投影。图 A 显示了髂前下棘水平的股直肌直头腱,但肌腱和肌肉太倾斜,在图中无法显示。然而,在图 B 中,当超声探头更向外侧倾斜时,可见股直肌的整个直头肌腱和肌肉,而腰大肌只有部分可见。此外,在股直肌直头腱上方可见缝匠肌的斜向投影。

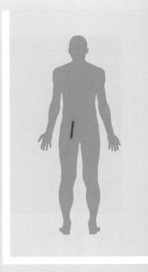

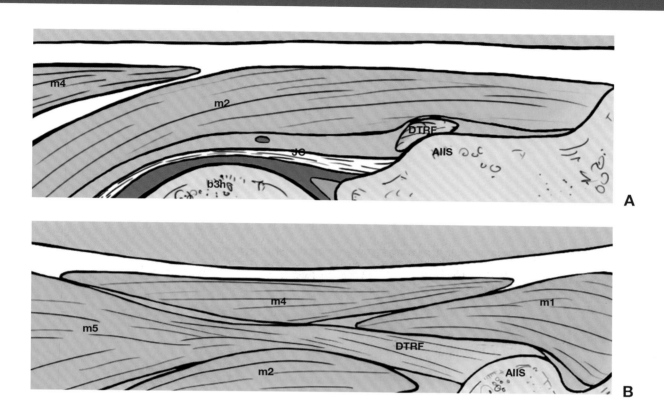

A

B

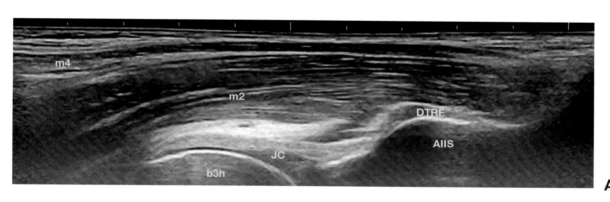

A

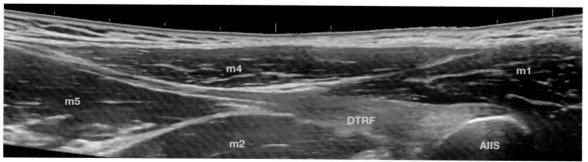

B

- m1：髂肌
- m2：腰大肌
- m4：缝匠肌
- m5：股直肌
- DTRF：股直肌直头腱
- b3h：股骨头
- AIIS：髂前下棘
- JC：关节囊

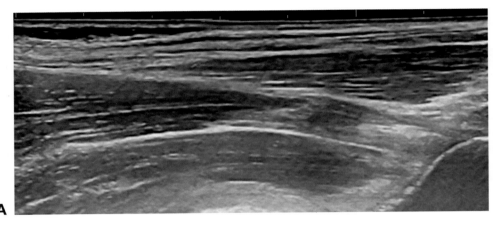

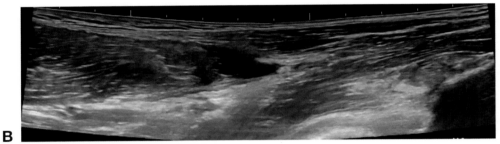

6.9 股直肌矢状面

这些图像分别显示正常的股直肌和完全断裂的股直肌。图 A 主要显示了较粗的股直肌肌腱，而在图 B 中则明显缺失。黄色实箭头所示为断裂肌腱的残端，黄色空心箭头所示为肌腱和肌肉的远端收缩残端。

肌肉残端附近的无回声区代表浆液，不规则高回声区代表凝固的血液。

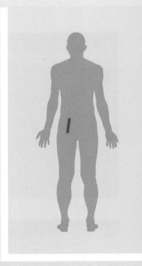

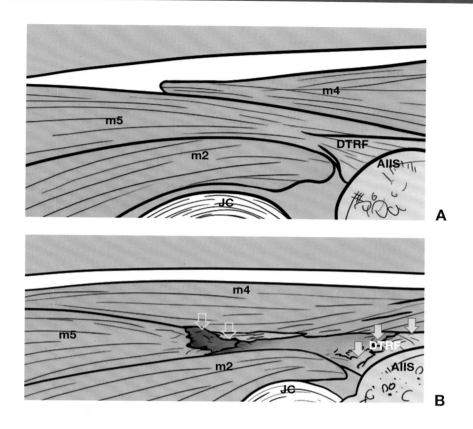

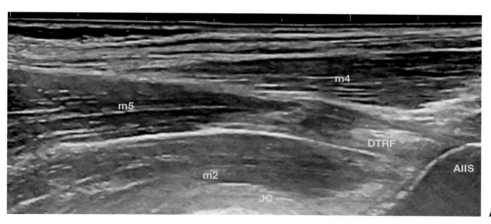

- m2:腰大肌
- m4:缝匠肌
- m5:股直肌
- DTRF:股直肌直头腱
- AIIS:髂前下棘
- JC:关节囊
- 黄色实箭头:断裂的股直肌直头腱
- 黄色空心箭头:断裂的股直肌肌肉

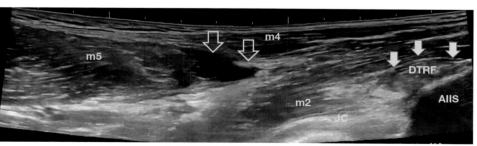

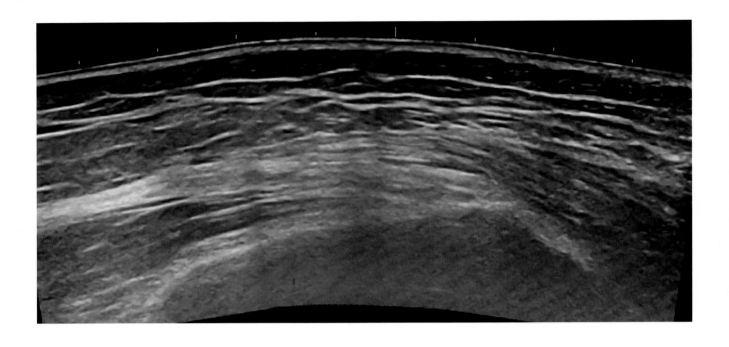

6.10　髂胫束

　　该图显示了髋关节外侧最远端的部分。来自阔筋膜张肌和臀大肌的纤维在大转子远端汇聚成髂胫束，止于臀小肌和臀中肌远端。

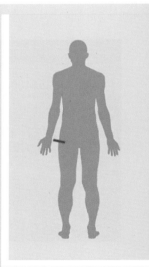

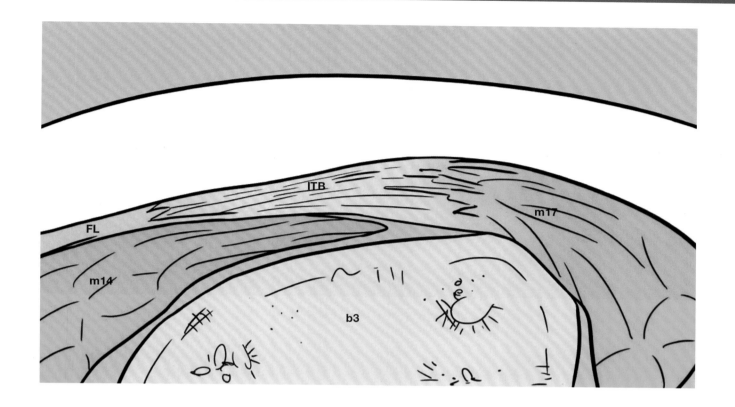

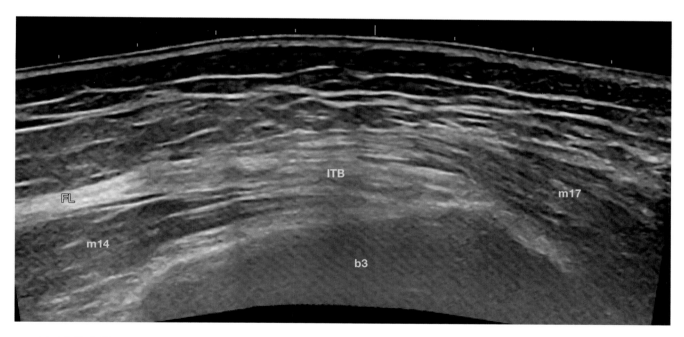

- m14：阔筋膜张肌
- FL：阔筋膜
- m17：臀大肌
- b3：股骨
- ITB：髂胫束

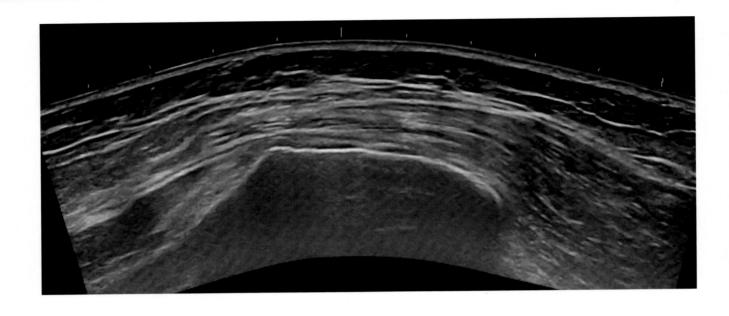

6.11 前关节面

该图显示了臀小肌止于大转子的凸形前表面,臀中肌止点也位于侧面。臀中肌的肌纤维位于臀小肌的浅层和阔筋膜的深部。前外侧关节面形成屋顶状结构,在扫查外侧髋关节时可作为有用的标志。

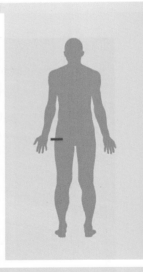

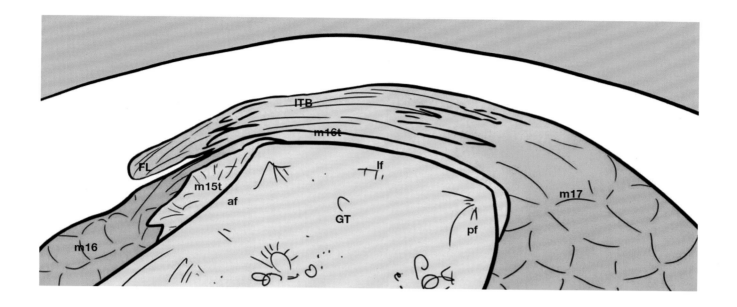

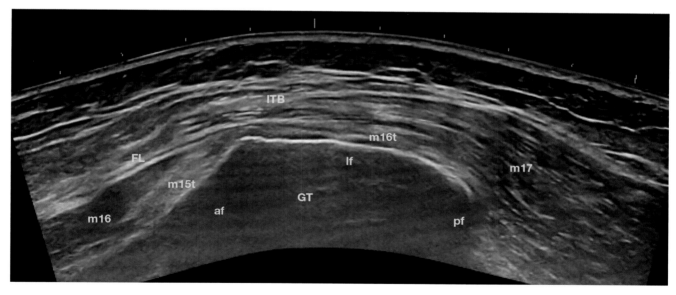

- m15t：臀小肌肌腱
- m16：臀中肌
- m16t：臀中肌肌腱
- m17：臀大肌
- FL：阔筋膜
- ITB：髂胫束
- GT：大转子
- af：前关节面
- lf：外侧关节面
- pf：后关节面

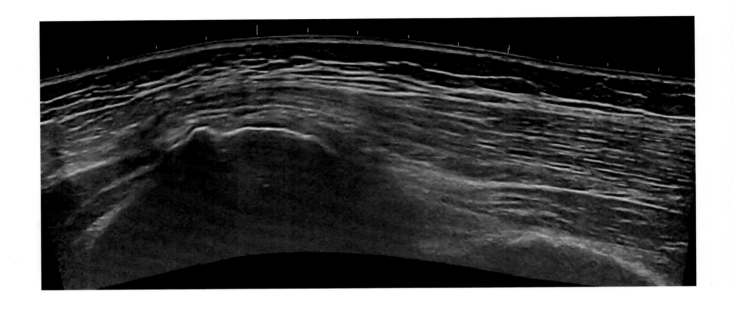

6.12 臀大肌

　　该图为臀大肌长轴的宽景成像。可以看到肌肉从梨状肌和坐骨的后方延伸,并沿外侧延伸至大转子,覆盖臀中肌的止点,梨状肌在外侧止于大转子的后面。臀中肌终末纤维位于大转子前关节面臀小肌止点上方。

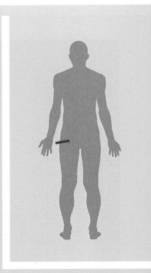

臀大肌

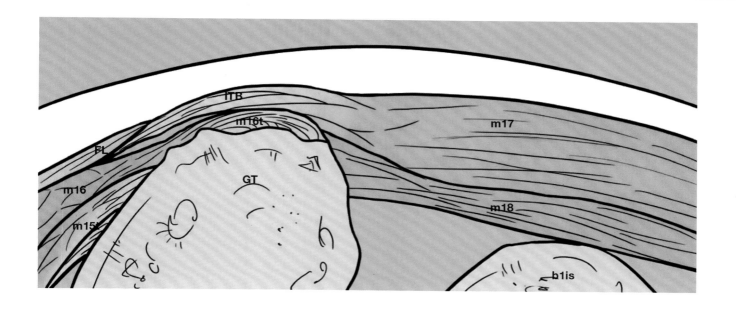

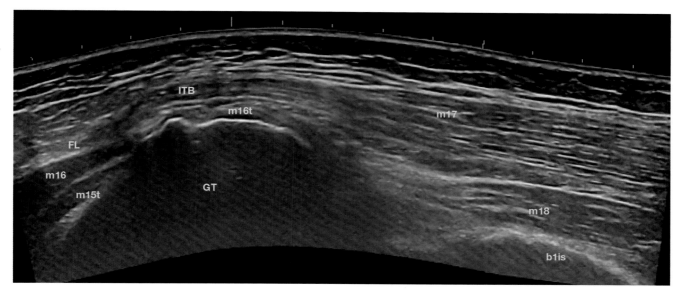

- FL：阔筋膜
- m15t：臀小肌肌腱
- m16：臀中肌
- m16t：臀中肌肌腱
- m17：臀大肌
- m18：梨状肌
- ITB：髂胫束
- b1is：坐骨
- GT：大转子

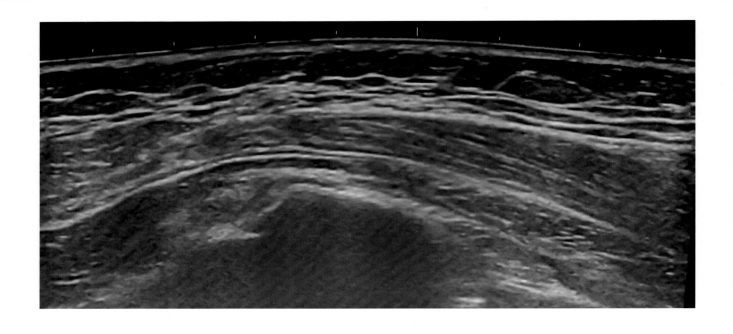

6.13 臀中肌

　　该图显示的是大转子的近景成像。臀小肌靠近大转子的前关节面,而臀中肌从前外侧覆盖大转子。臀中肌的一部分止点可以在大转子的后上方看到。大转子黏液囊显示为一条无回声的线,位于臀大肌远端纤维下方,高于臀中肌末端纤维。在图像右边最低的部分,梨状肌末端纤维向大转子的后方延伸。

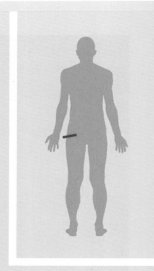

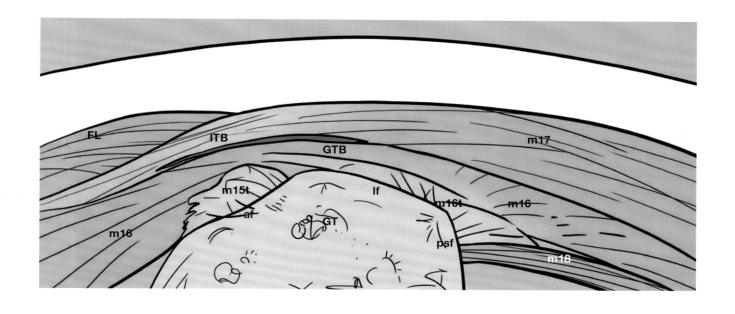

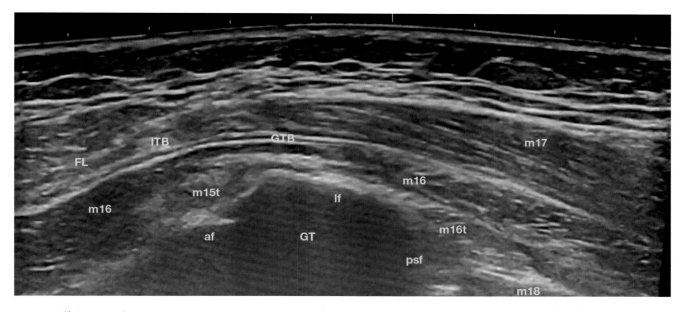

- m15t：臀小肌肌腱
- m16：臀中肌
- m16t：臀中肌肌腱
- m17：臀大肌

- m18：梨状肌
- ITB：髂胫束
- FL：阔筋膜
- GT：大转子

- af：前关节面
- lf：外侧关节面
- psf：后上关节面
- GTB：大转子囊

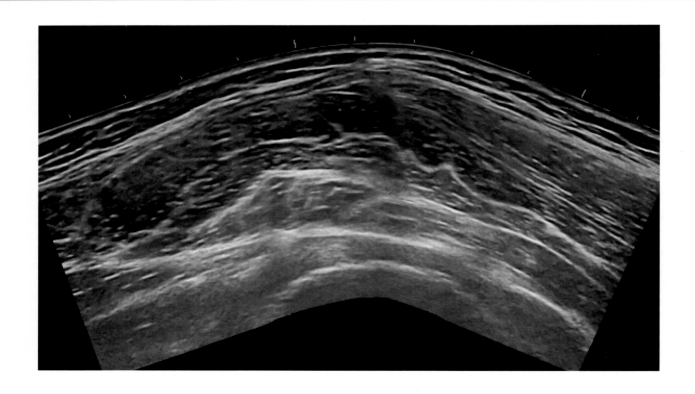

6.14　髂骨中部

　　该图显示了髂骨外侧面的中间部分,可见臀中肌和臀小肌的肌腹。可以看到腱膜从后向前以线性的方式通过每块肌肉。臀大肌位于两块肌肉的后方。图像向前延伸足够远,可以看到缝匠肌和股直肌的纤维斜向髋关节的内侧延伸。

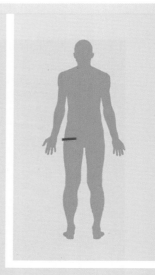

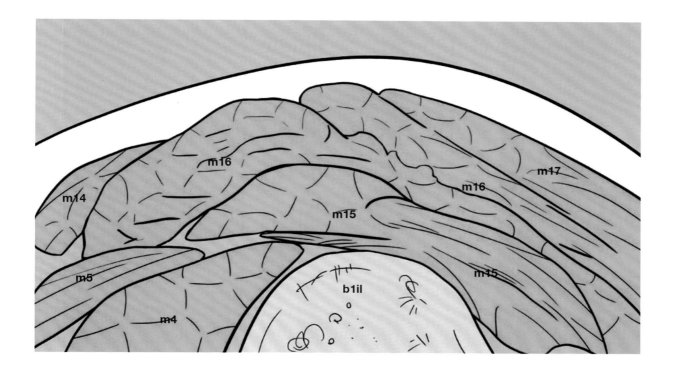

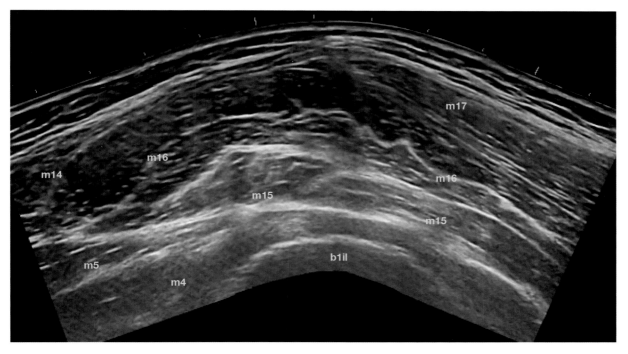

- m4:缝匠肌
- m5:股直肌
- m14:阔筋膜张肌
- m15:臀小肌
- m16:臀中肌
- m17:臀大肌
- b1il:髂骨

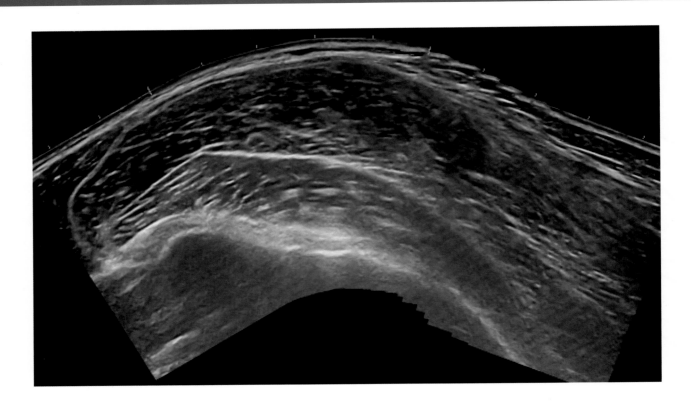

6.15 髂骨近端

    该图显示了臀肌的近端部分。在图像的最右侧可以看到臀大肌。然而,臀中肌是这幅图中最主要的结构。它覆盖髂骨的后部并在臀小肌的肌肉部分上拱起。臀小肌在髂骨表面的痕迹较小。该图足够宽,它可以一直向前延伸到髂前下棘,可以清楚地看到股直肌的直头肌腱。图像失真使臀中肌和臀小肌看起来比实际更靠前。

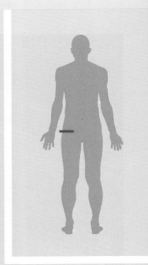

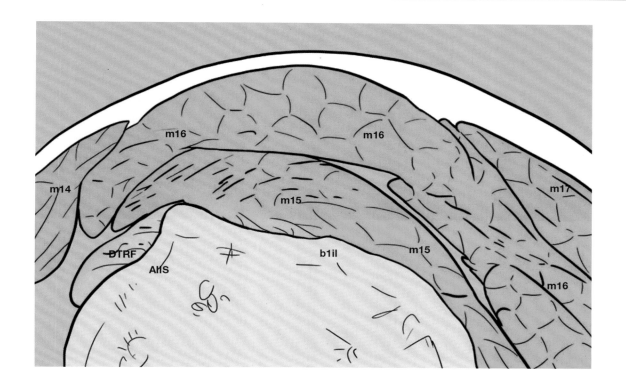

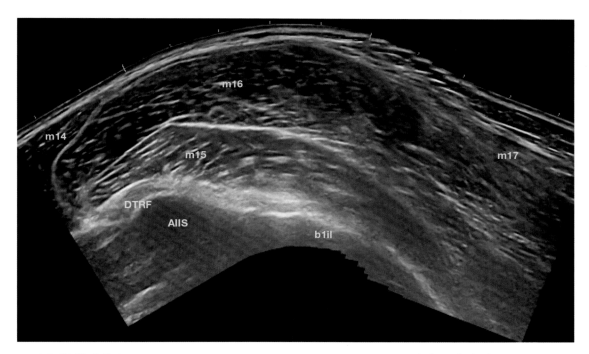

- m14:阔筋膜张肌
- m15:臀小肌
- m16:臀中肌
- m17:臀大肌

- DTRF:股直肌直头腱
- b1il:髂骨
- AIIS:髂前下棘

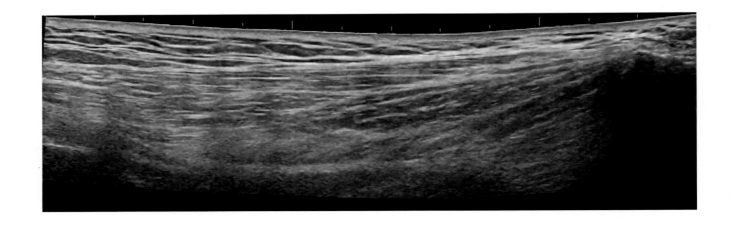

6.16 臀肌矢状面

该图为髂骨前段外侧矢状面长轴投影。当这3块肌肉都向大转子运动时,可以看到阔筋膜张肌位于臀中肌之上,而臀中肌位于臀小肌之上。

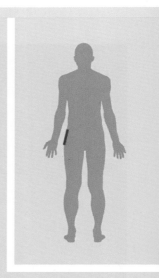

臀肌矢状面

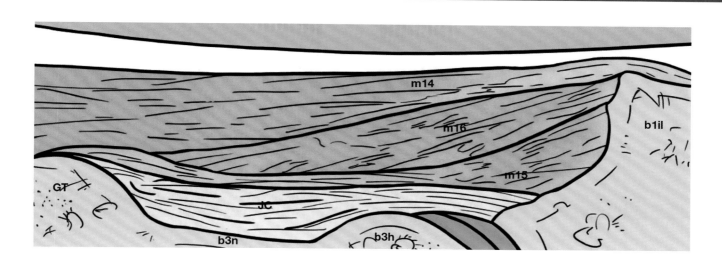

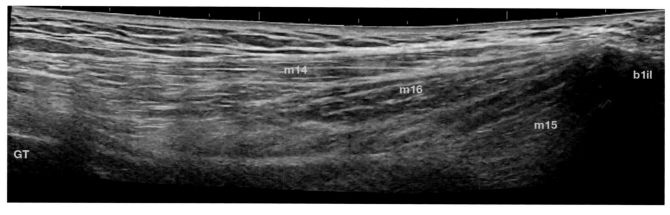

- m14: 阔筋膜张肌
- m15: 臀小肌
- m16: 臀中肌
- GT: 大转子

- b1il: 髂骨
- b3h: 股骨头
- b3n: 股骨颈
- JC: 关节囊

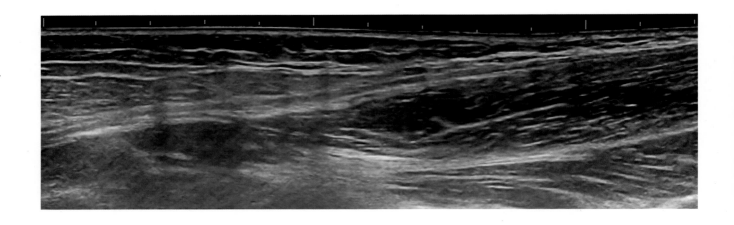

6.17 臀中肌和臀小肌矢状面

　　该图显示了臀中肌和臀小肌中部至末端部分接近大转子时的矢状面。可以看见臀中肌位于臀小肌之上,阔筋膜张肌位于臀中肌和大转子之上。臀小肌止于大转子的前面。

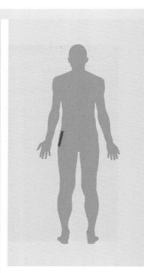

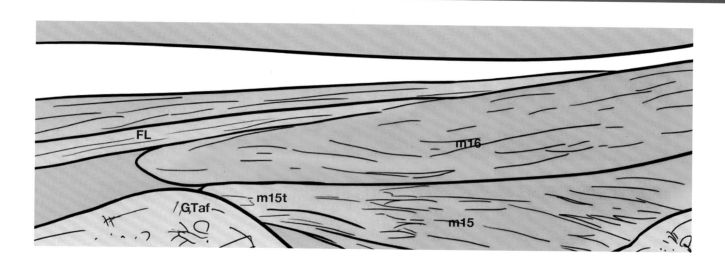

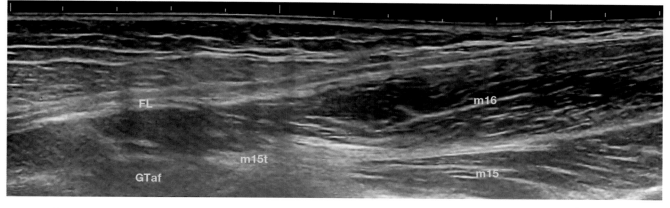

- m15：臀小肌
- m15t：臀小肌肌腱
- m16：臀中肌

- FL：阔筋膜
- GTaf：大转子前关节面

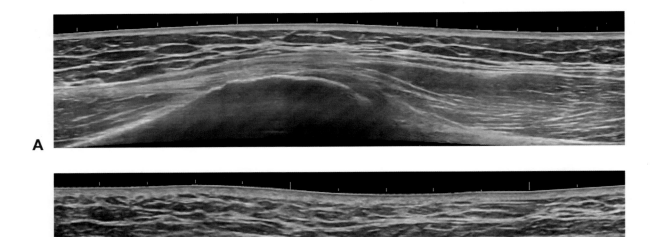

6.18 臀中肌矢状面(A)和臀中肌断裂矢状面(B)

图 A 显示了当阔筋膜张肌和髂胫束行经大转子时臀中肌中部至末端的矢状切面。远端可见股外侧肌位于髂胫束的下方。

图 B 示臀中肌全层撕裂的矢状切面,可见近端撕裂导致肌腱回缩、从止点分离。其上方完好的阔筋膜需与未受损伤的臀中肌纤维相区分。

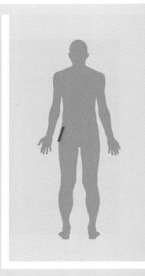

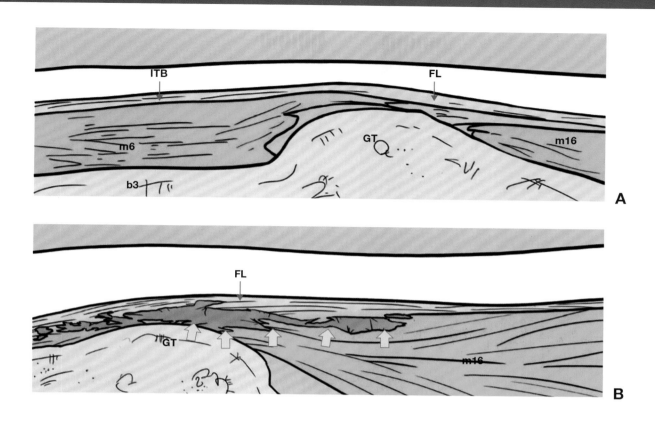

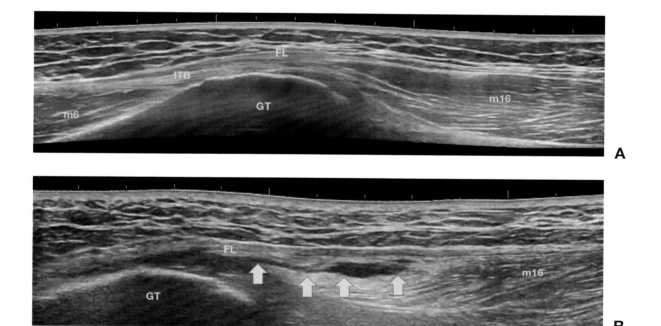

- m6：股中间肌
- m16：臀中肌
- FL：阔筋膜
- ITB：髂胫束
- GT：大转子
- b3：股骨
- 箭头：断裂和收缩的肌腱

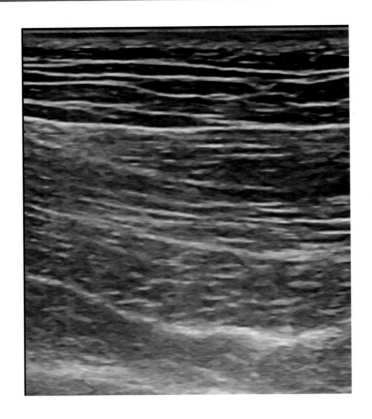

6.19 臀肌长轴切面

该图为髂骨上部切面,显示 3 块臀肌由下方和外侧延伸至股骨大转子。

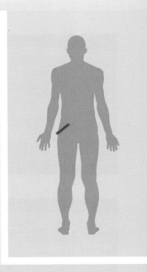

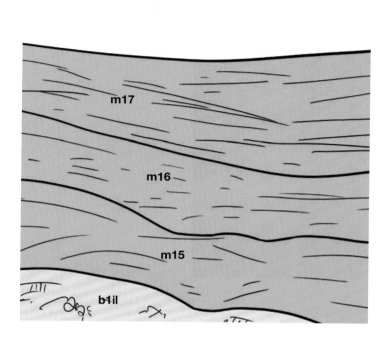

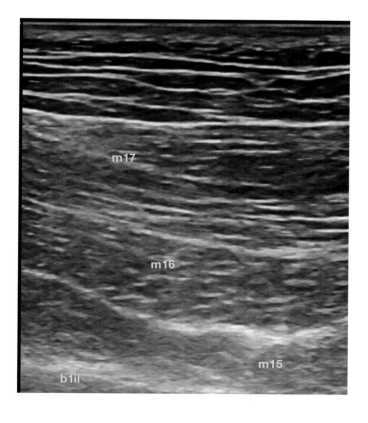

- m15:臀小肌
- m16:臀中肌
- m17:臀大肌
- b1il:髂骨

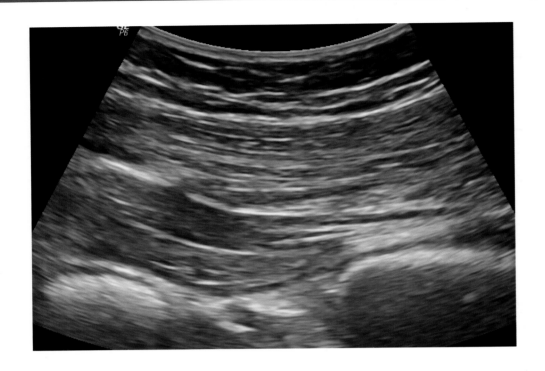

6.20　梨状肌和坐骨大孔

　　该图由 6.19 节中切面改用线阵探头扫查所得。可见梨状肌由臀大肌的深面绕过，从坐骨延伸至股骨大转子。坐骨神经位于梨状肌下方的坐骨大孔中。

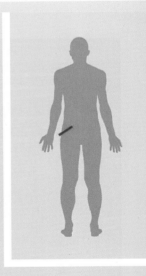

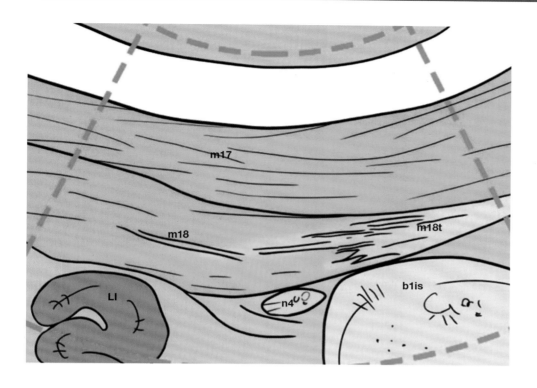

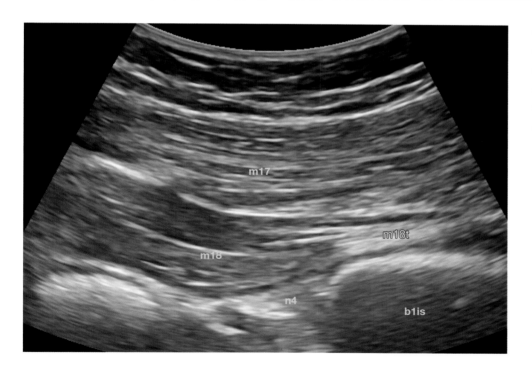

- m17：臀大肌
- m18：梨状肌
- m18t：梨状肌肌腱
- b1is：坐骨
- n4：坐骨神经
- LI：大肠

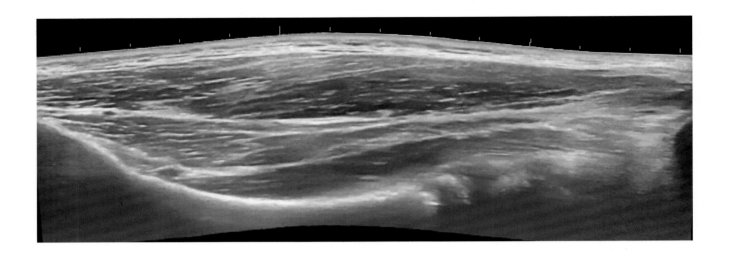

6.21 梨状肌和上孖肌

  该图为臀大肌深部的梨状肌和上孖肌切面。坐骨神经走行于梨状肌和上孖肌之间。图右侧示梨状肌和上孖肌位于股骨大转子的止点。图左侧示臀上动脉和臀下动脉分别走行于梨状肌的上方和下方。图的左下方为坐骨的后部,图的右下方为股骨头、股骨颈及股骨大转子。

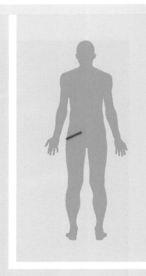

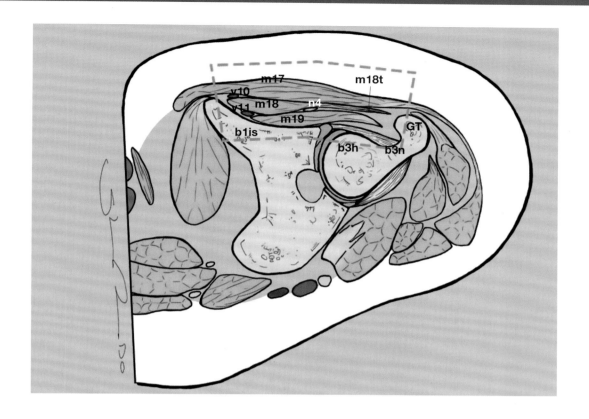

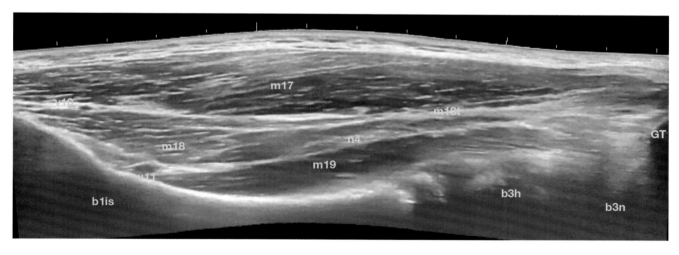

- m17：臀大肌
- m18：梨状肌
- m18t：梨状肌肌腱
- m19：上孖肌
- b1is：坐骨
- b3h：股骨头
- b3n：股骨颈
- GT：大转子
- n4：坐骨神经
- v10：臀上动脉
- v11：臀下动脉

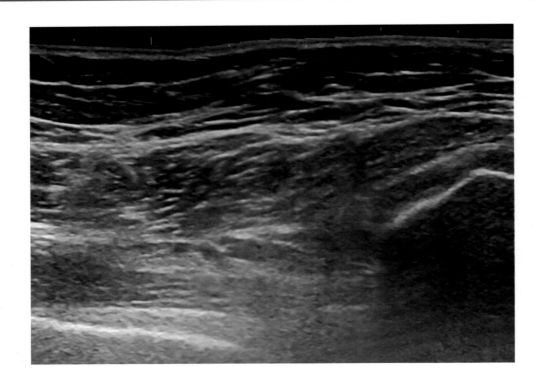

6.22　上孖肌

　　图示上孖肌的肌腱附着于股骨大转子的后下方。坐骨神经走行于上孖肌上方及臀大肌下方。也可见大转子后上小关节面,臀中肌的肌腱止于其上方。

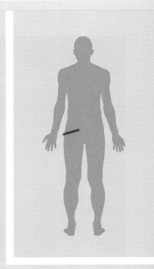

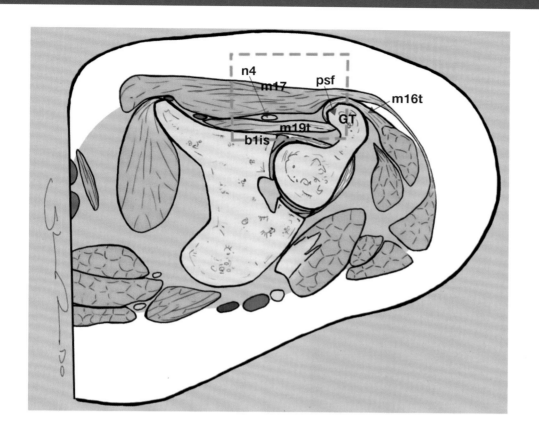

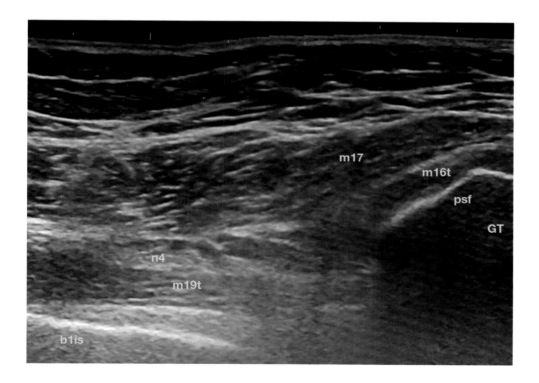

- m16t：臀中肌肌腱
- m17：臀大肌
- m19t：上孖肌肌腱
- b1is：坐骨
- GT：大转子
- psf：后上关节面
- n4：坐骨神经

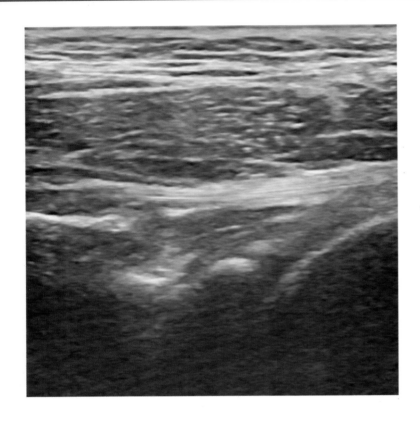

6.23　闭孔内肌

　　图示亮白的闭孔内肌肌腱和下孖肌肌腹平行延伸至股骨大转子。坐骨神经斜向走行于闭孔内肌肌腱上方。图的下方为髋关节。

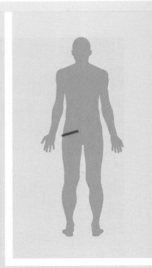

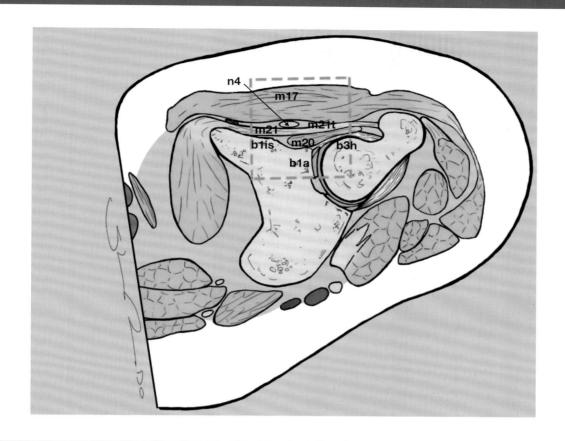

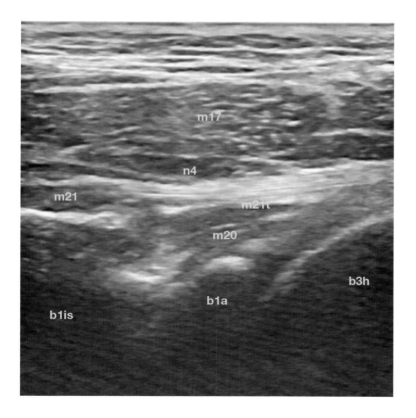

- m17：臀大肌
- m20：下孖肌
- m21：闭孔内肌
- m21t：闭孔内肌肌腱
- b1is：坐骨
- b1a：髋臼
- b3h：股骨头
- n4：坐骨神经

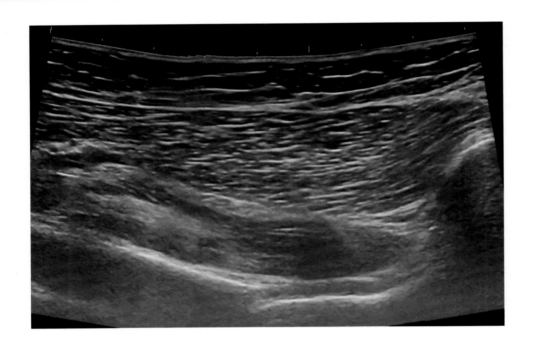

6.24　下孖肌

　　该图切面比 6.23 节中稍微靠下。此图中仅可见闭孔内肌肌腱穿过下孖肌斜行的部分。臀上动脉走行在臀大肌中。

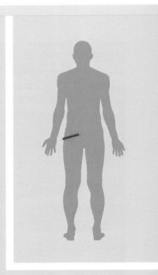

下孖肌

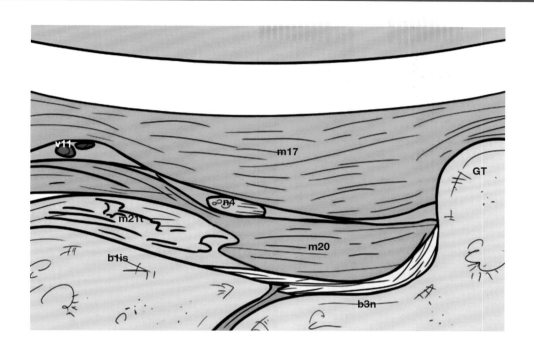

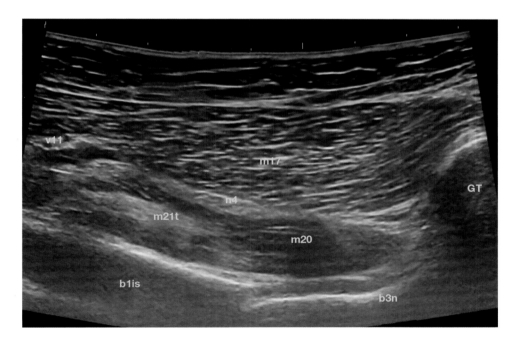

- m17：臀大肌
- m20：下孖肌
- m21t：闭孔内肌肌腱
- b1is：坐骨
- GT：大转子
- b3n：股骨颈
- n4：坐骨神经
- v11：臀下动脉

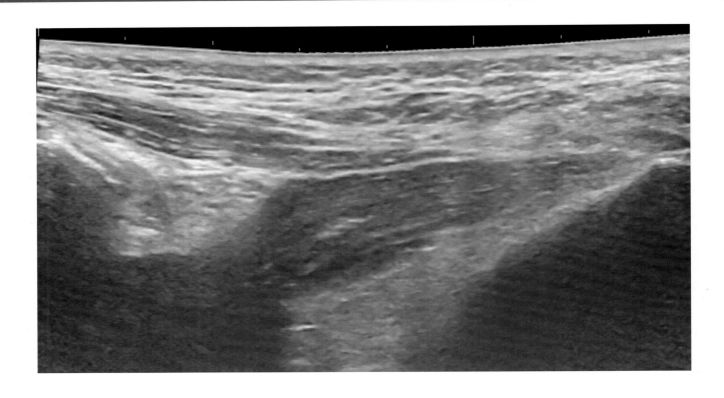

6.25　股方肌

　　该图清楚地显示了股方肌肌腹附着在股骨大转子和股骨下段。坐骨神经走行于股方肌的左上方。

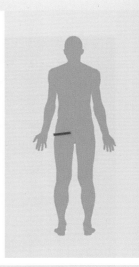

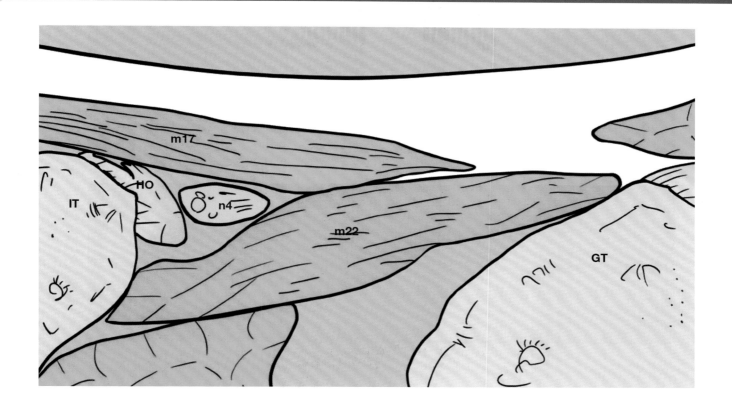

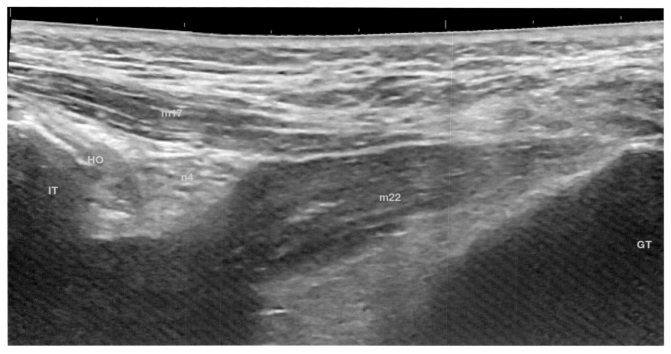

- m17:臀大肌
- m22:股方肌
- HO:腘绳肌起点
- IT:坐骨结节
- GT:大转子
- n4:坐骨神经

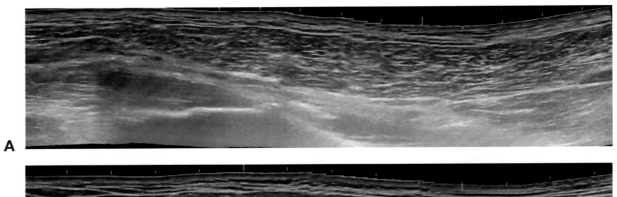

A

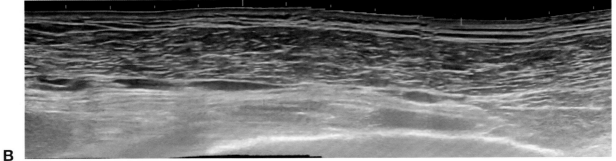

B

6.26 腘绳肌起点矢状切面(A)和坐骨神经矢状切面(B)

　　该图为坐骨结节和坐骨上方的矢状切面,图 A 较图 B 更居中。图 A 偏左侧,清晰地显示了腘绳肌群的起点及坐骨神经的斜剖面,图 B 显示了腘绳肌群的起点的外侧及坐骨神经的全长。这两幅图都展示了坐骨神经是如何走行的,从图像右侧梨状肌的下方出现,从上到下分别经过上孖肌、闭孔内肌和下孖肌,横向移向股骨大转子。

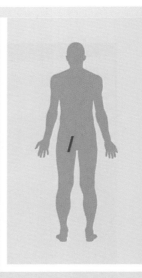

腘绳肌起点矢状切面(A)和坐骨神经矢状切面(B)

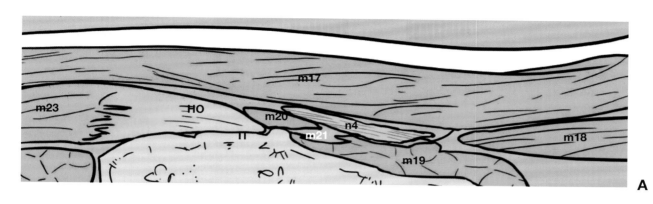

A

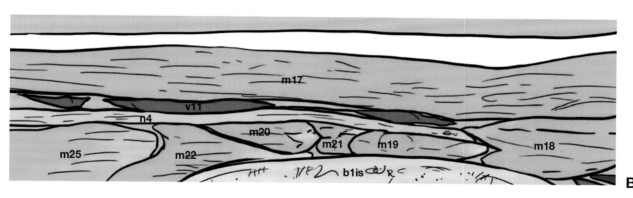

B

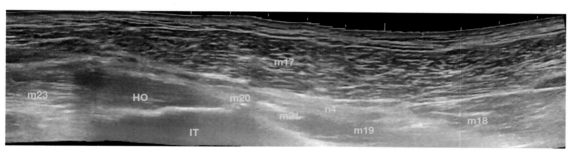

A

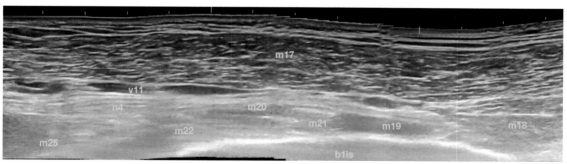

B

- m17:臀大肌
- m18:梨状肌
- m19:上孖肌
- m20:下孖肌
- m21:闭孔内肌
- m22:股方肌
- m23:半腱肌
- m25:股二头肌
- HO:腘绳肌起点
- b1is:坐骨
- IT:坐骨结节
- n4:坐骨神经
- v11:臀下动脉

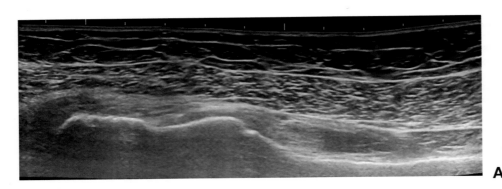

A

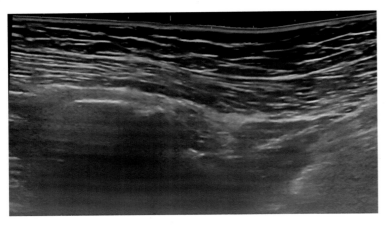

B

6.27 外旋肌的内侧(A)和外侧(B)

图 A 显示了上孖肌和闭孔内肌上方坐骨神经的一小部分。图 B 比图 A 更靠外侧,而且要足够靠外以显示坐骨神经。需要强调的是,在扫查这种类型的图像时,如果试图保持坐骨神经从下往上完全位于图像中,探头需要斜向上从外侧移动至内侧。神经走行位置深时,较难获得满意的图像。同样,臀部外旋肌长轴切面也很难获取。

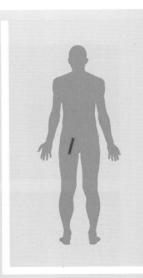

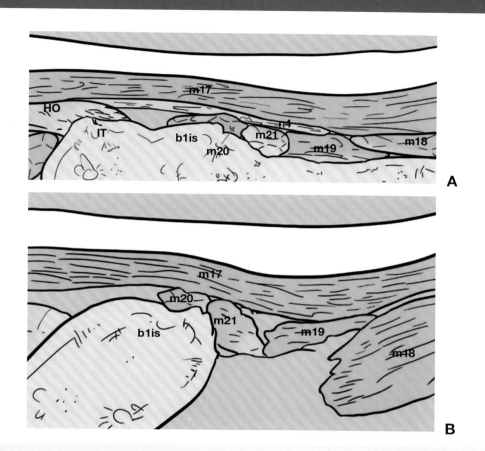

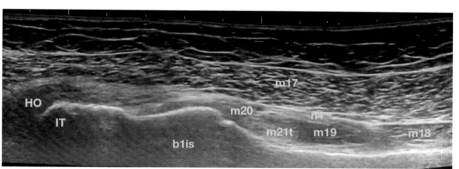

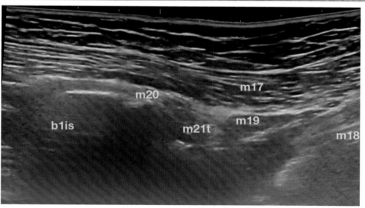

- m17: 臀大肌
- m18: 梨状肌
- m19: 上孖肌
- m20: 下孖肌
- m21t: 闭孔内肌肌腱
- HO: 腘绳肌起点
- b1is: 坐骨
- IT: 坐骨结节
- n4: 坐骨神经

扫码获取
- 配套视频
- 专家共识
- 案例分析
- 读者社群

（高伟 张岩 海宁 译）

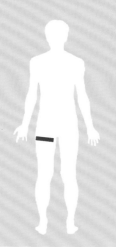

第 **7** 章

大腿

大腿可分为 3 部分：前部、内侧及后部。

大腿前部扫查采用从近至远的扫查方法，受检者自然平卧于检查床上，大腿自然伸直，足尖朝上。

当扫查内侧部分时，受检者最好采用外旋外展体位。

当扫查后部时，受检者俯卧于检查床，并将双足悬于检查床外。超声检查者应全面扫查受检部位，扫描由近至远连续扫查。

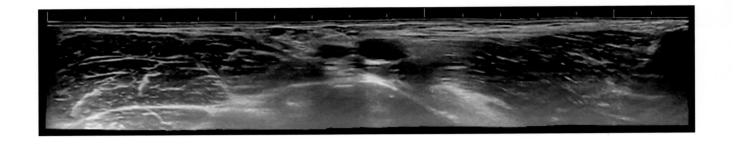

7.1 大腿前部及内侧

　　该切面为一个特殊切面——从外侧至内侧的延伸切面，显示了前部近端间室与内侧间室，两者之间仅以神经血管束相分离。大腿前部的缝匠肌与大腿内侧的股薄肌在大腿内侧胫骨端汇合，止于胫骨上端内侧面。

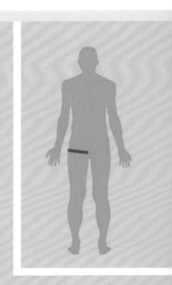

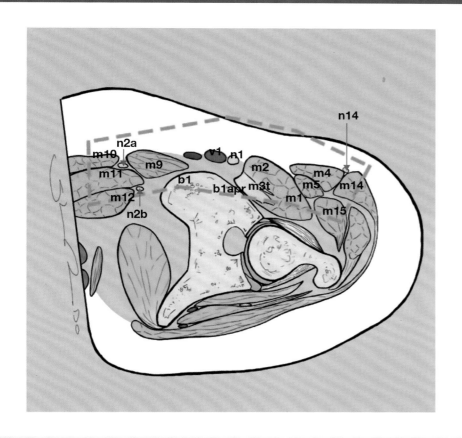

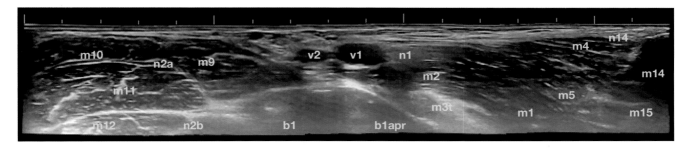

- m1：髂肌
- m2：腰大肌
- m3t：腰小肌肌腱
- m4：缝匠肌
- m5：股直肌
- m9：耻骨肌
- m10：长收肌
- m11：短收肌
- m12：大收肌
- m14：阔筋膜张肌

- m15：臀小肌
- b1：耻骨
- b1apr：耻骨前支
- n1：股神经
- n2a：闭孔神经前支
- n2b：闭孔神经后支
- n14：股外侧皮神经
- v1：股动脉
- v2：股静脉

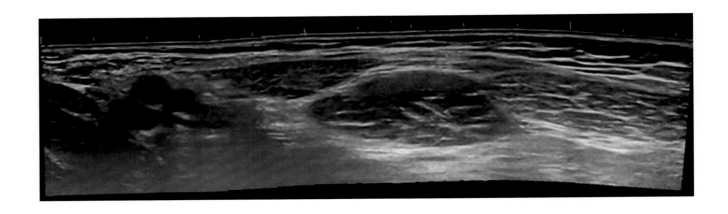

7.2 股神经和隐神经

该切面仅在髋关节的远端获得。股外侧肌逐渐移行为肌肉群，覆盖大腿前外侧。股直肌作为股四头肌的中心部分可完全显示。缝匠肌已逐渐移行至大腿前内侧并与神经血管束并行。紧邻神经血管束内侧的是3块内收肌。股动脉已分出股深动脉。在该水平，股神经移行为隐神经，股神经肌支位于隐神经右侧。

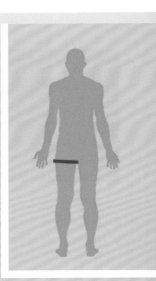

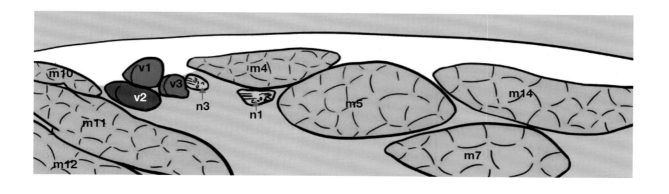

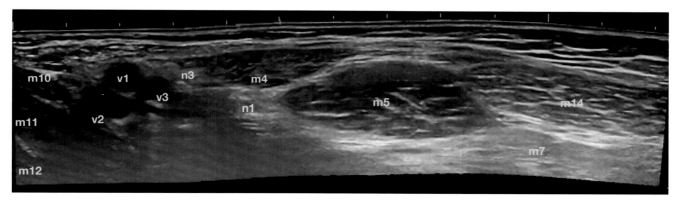

- m4：缝匠肌
- m5：股直肌
- m7：股外侧肌
- m10：长收肌
- m11：短收肌
- m12：大收肌

- m14：阔筋膜张肌
- n1：股神经肌支
- n3：隐神经
- v1：股动脉
- v2：股静脉
- v3：股深动脉

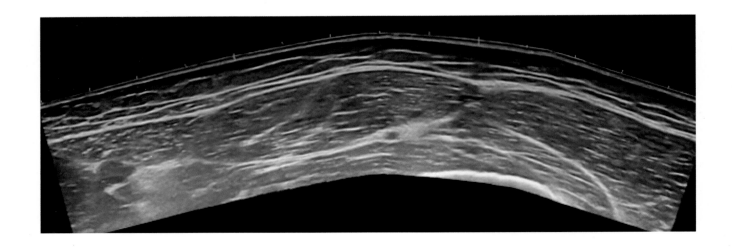

7.3　股四头肌近端

　　该切面显示股内侧肌早期显示部分。该切面可显示股中间肌开始出现并于股直肌内下方下行。旋股外侧动脉降支走行于股直肌与股中间肌之间。股动脉与股内侧之间可见隐神经。缝匠肌位于股动脉上方,长收肌位于图像左下角。

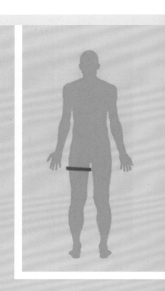

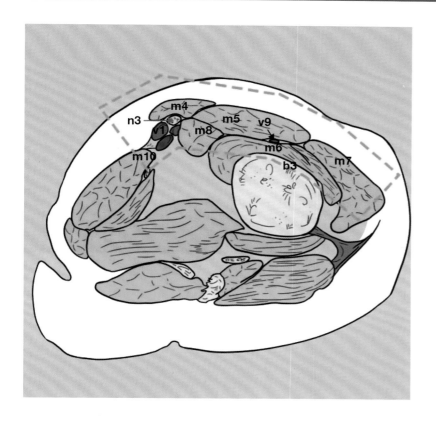

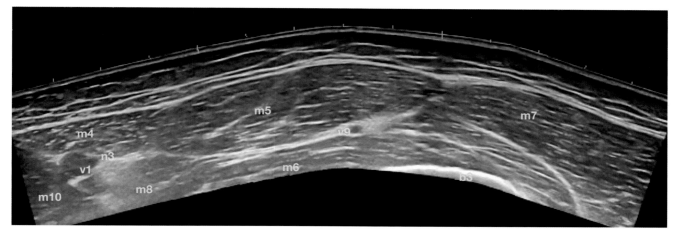

- m4：缝匠肌
- m5：股直肌
- m6：股中间肌
- m7：股外侧肌
- m8：股内侧肌

- m10：长收肌
- b3：股骨
- n3：隐神经
- v1：股动脉
- v9：旋股外侧动脉降支

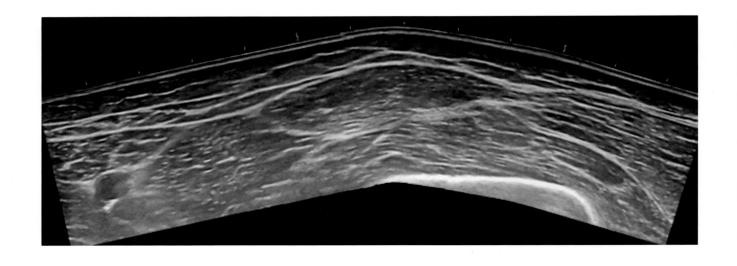

7.4 股四头肌中段

在该切面上,股直肌已经开始逐渐变细移行为肌腱,其他 3 组股四头肌仍保持肌肉形态。缝匠肌位于股动脉上方,长收肌位于其下方。

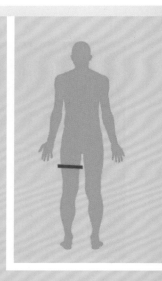

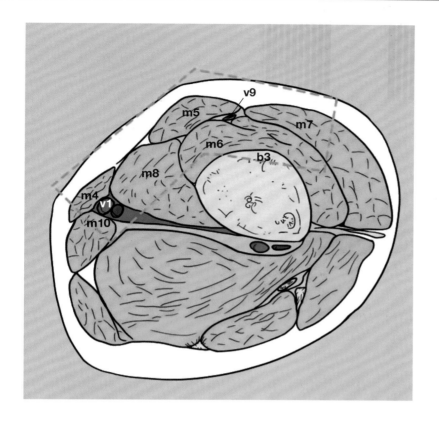

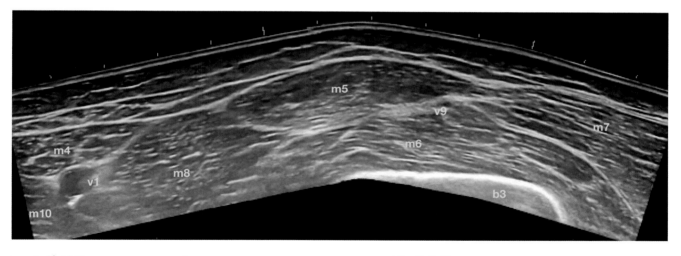

- m4：缝匠肌
- m5：股直肌
- m6：股中间肌
- m7：股外侧肌
- m8：股内侧肌
- m10：长收肌
- b3：股骨
- v1：股动脉
- v9：旋股外侧动脉降支

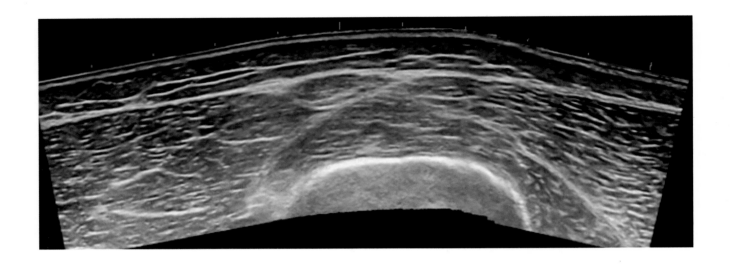

7.5 股四头肌远端

该切面显示股直肌已移行为腱性部分,而其他 3 组肌肉仍为肌肉组织。

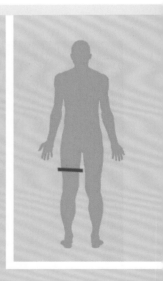

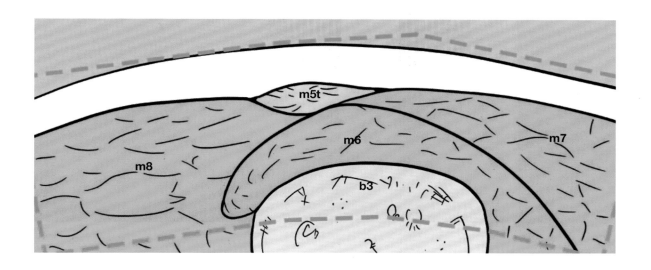

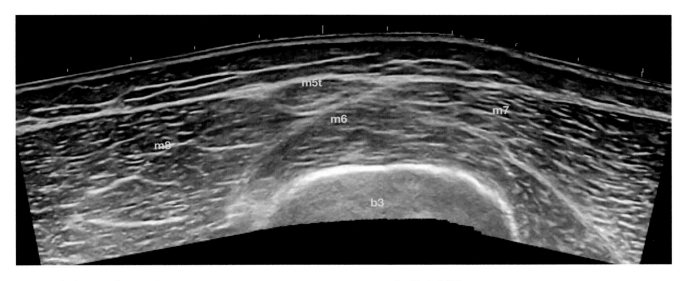

- m5t：股直肌肌腱
- m6：股中间肌
- m7：股外侧肌
- m8：股内侧肌
- b3：股骨

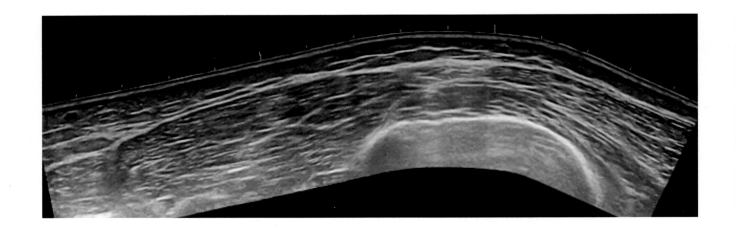

7.6 股直肌肌腱

　　该切面显示了股中间肌及股外侧肌的体积减小,而股直肌已移行为腱性部分。与其他 3 组股四头肌相比,股内侧肌显示的肌肉组织更多,其可延伸至膝关节内侧,并深入膝关节内侧关节囊内。

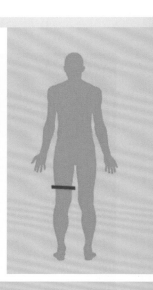

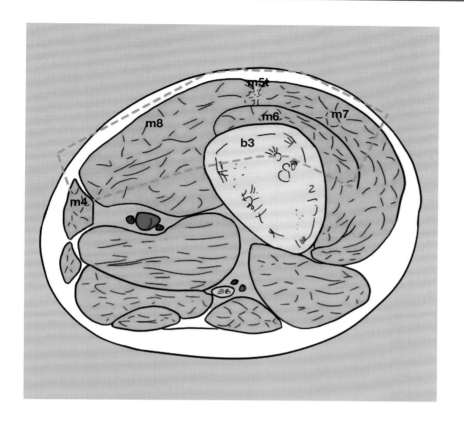

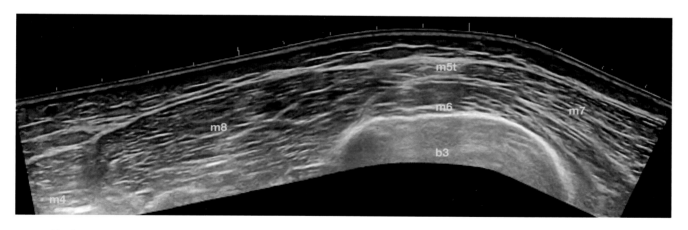

- m4：缝匠肌
- m5t：股直肌肌腱
- m6：股中间肌

- m7：股外侧肌
- m8：股内侧肌
- b3：股骨

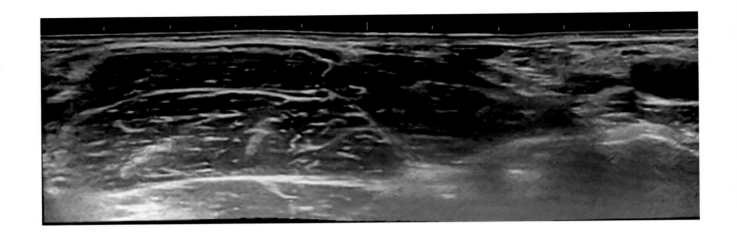

7.7 耻骨肌和闭孔神经

在该切面中可见最短的内收肌,即耻骨肌,其很快止于股骨内侧。其他3组内收肌——长收肌、短收肌、大收肌三者由上至下叠层排列。闭孔神经前支位于长收肌与短收肌之间,而闭孔神经后支将短收肌与大收肌分开。

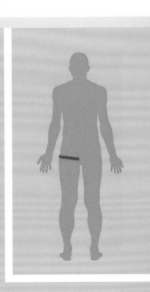

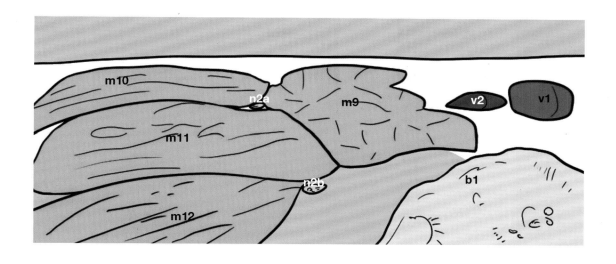

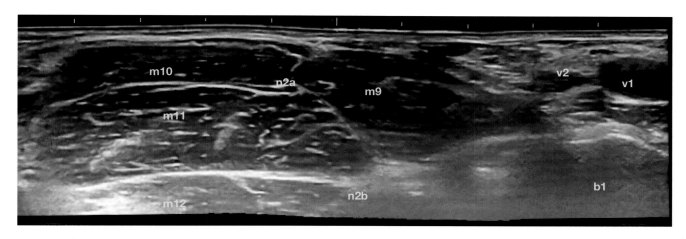

- m9：耻骨肌
- m10：长收肌
- m11：短收肌
- m12：大收肌
- b1：耻骨

- n2a：闭孔神经前支
- n2b：闭孔神经后支
- v1：股动脉
- v2：股静脉

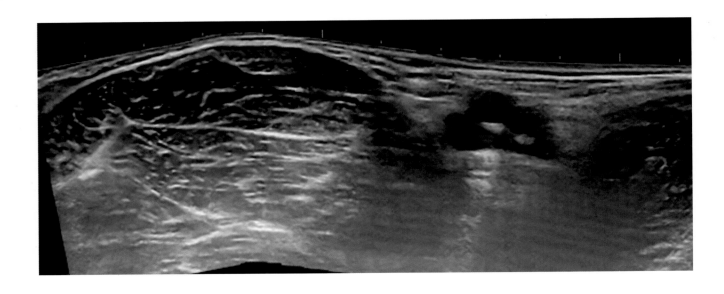

7.8 内收肌群

　　该切面突出显示放大的长收肌和耻骨肌远端。股薄肌位于内收肌群内侧。闭孔神经后支位于短收肌与大收肌之间,但闭孔神经前支在该切面上未显示。股动脉于该切面发出深支,股神经也逐渐移行为隐神经。腰大肌位于图像的最右侧。

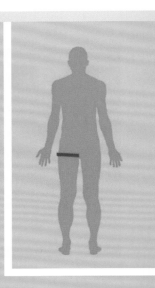

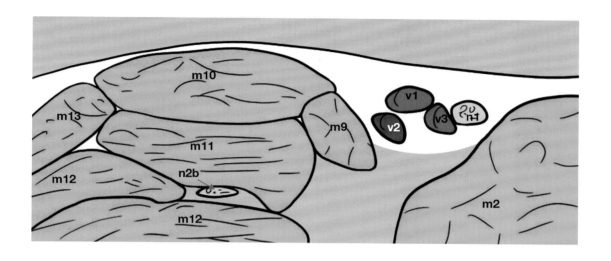

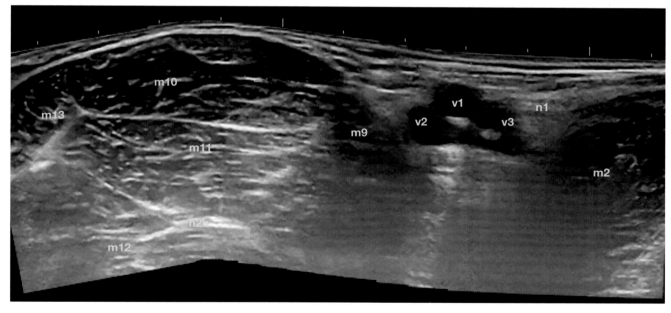

- m2：腰大肌
- m9：耻骨肌
- m10：长收肌
- m11：短收肌
- m12：大收肌
- m13：股薄肌
- n1：股神经
- n2b：闭孔神经后支
- v1：股动脉
- v2：股静脉
- v3：股深动脉

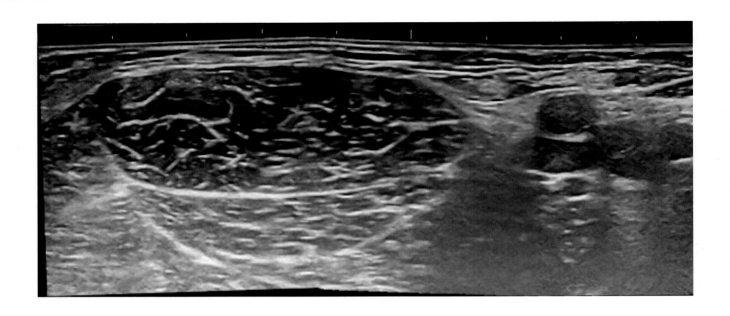

7.9　神经血管束

　　该图显示短收肌体积逐渐缩小,而长收肌和大收肌形态仍完整。股薄肌仍位于这些肌肉的内侧。隐神经与股动脉相邻。闭孔神经的前支位于长收肌和短收肌之间。

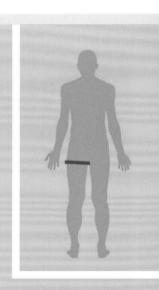

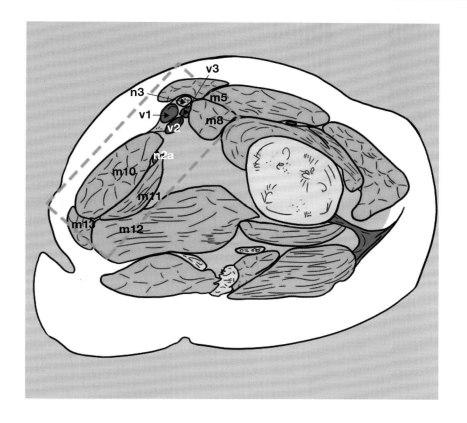

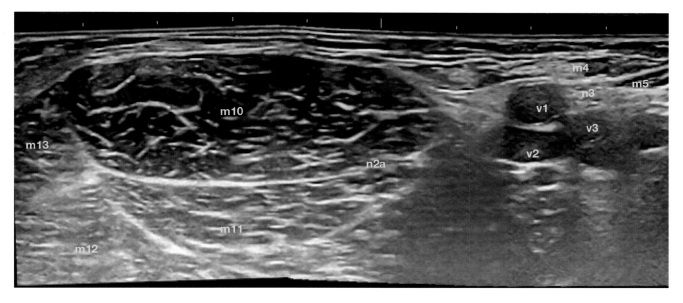

- m4:缝匠肌
- m5:股直肌
- m8:股内侧肌
- m10:长收肌
- m11:短收肌
- m12:大收肌
- m13:股薄肌
- n3:隐神经
- n2a:闭孔神经前支
- v1:股动脉
- v2:股静脉
- v3:股深动脉

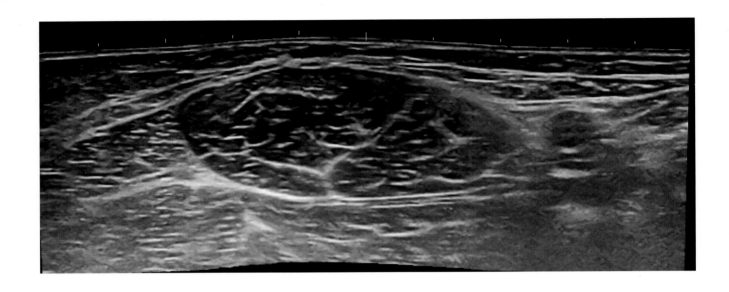

7.10 长收肌

　　该图与 7.9 节中的图基本一致,只是短收肌显示得更小。闭孔神经前支位于长收肌和短收肌之间。在图像右侧可以看到股内侧肌、缝匠肌移行到长收肌附近。

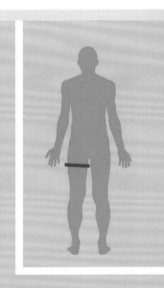

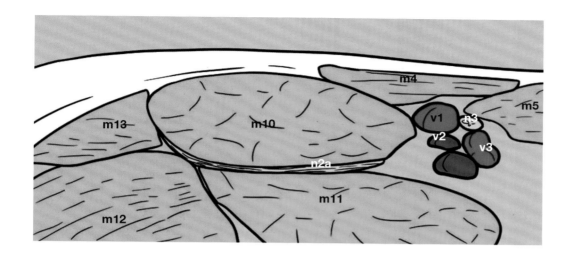

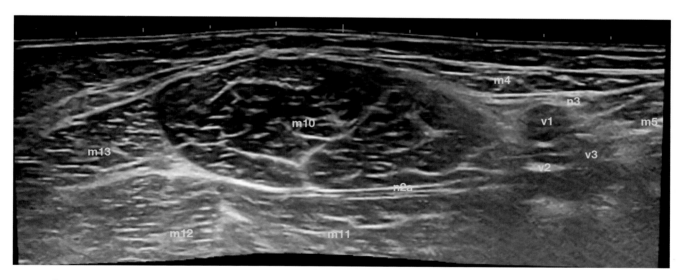

- m4：缝匠肌
- m5：股直肌
- m10：长收肌
- m11：短收肌
- m12：大收肌
- m13：股薄肌
- n2a：闭孔神经前支
- n3：隐神经
- v1：股动脉
- v2：股静脉
- v3：股深动脉

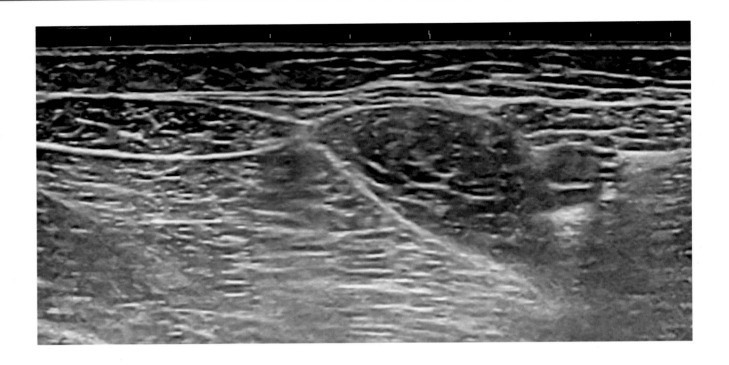

7.11 长收肌和大收肌

　　该图像显示的是逐渐缩小的长收肌。缝匠肌和股薄肌现在更加接近,而大收肌仍然较深、较大。半膜肌和股内侧肌分别位于图像的左下角和右下角。

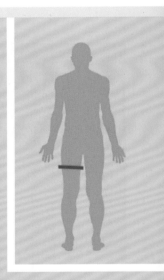

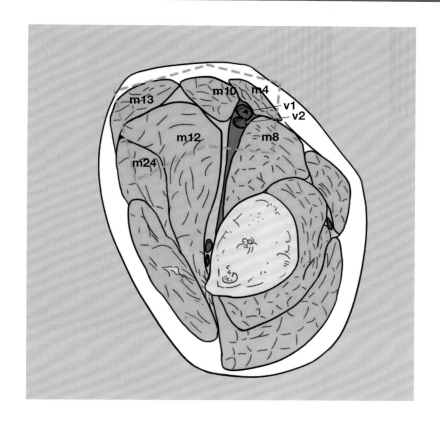

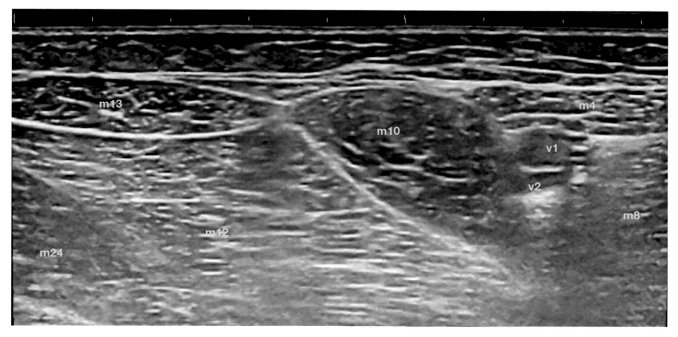

- ● m4：缝匠肌
- ● m8：股内侧肌
- ● m10：长收肌
- ● m12：大收肌
- ● m13：股薄肌
- ● m24：半膜肌
- ● v1：股动脉
- ● v2：股静脉

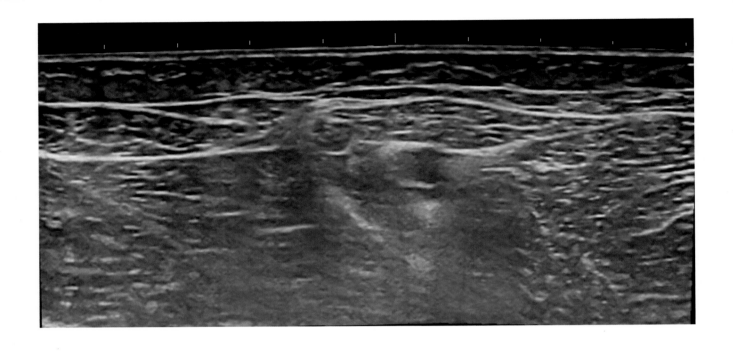

7.12 大收肌

　　在该图像中,长收肌正接近其止点。在图像最右侧,隐神经在缝匠肌和股内侧肌之间向上移动,并继续向缝匠肌内侧移动。在图像的最左侧,半膜肌在股薄肌的深处。

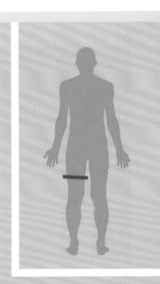

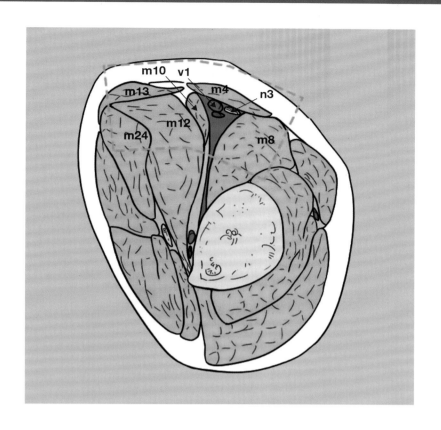

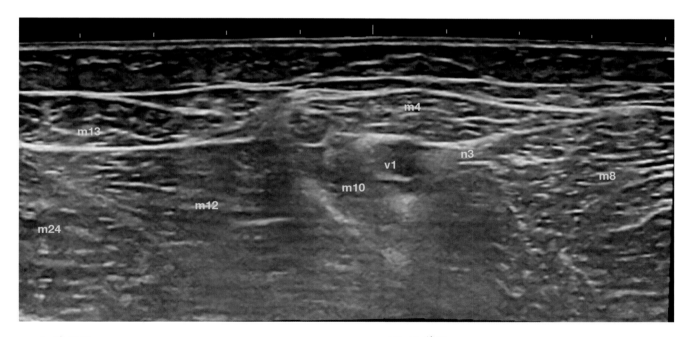

- m4：缝匠肌
- m8：股内侧肌
- m10：长收肌
- m12：大收肌
- m13：股薄肌
- m24：半膜肌
- n3：隐神经
- v1：股动脉

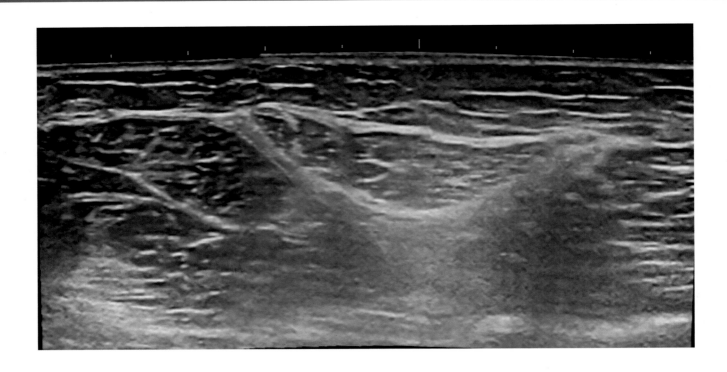

7.13 收肌腱裂孔

　　该图像显示缝匠肌紧邻股薄肌。隐神经已进入缝匠肌下方，并将从缝匠肌和股薄肌之间的远端穿出。半膜肌位于浅层，半腱肌位于半膜肌深层。可见大收肌肌腱止点，并形成收肌腱裂孔。股动脉经此裂孔后部延续为腘动脉。

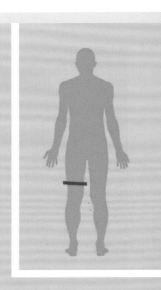

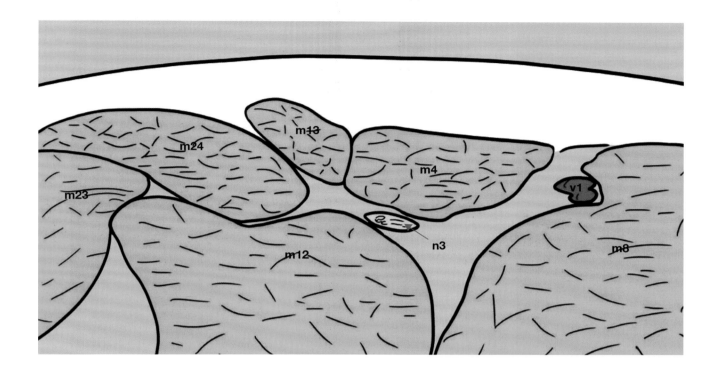

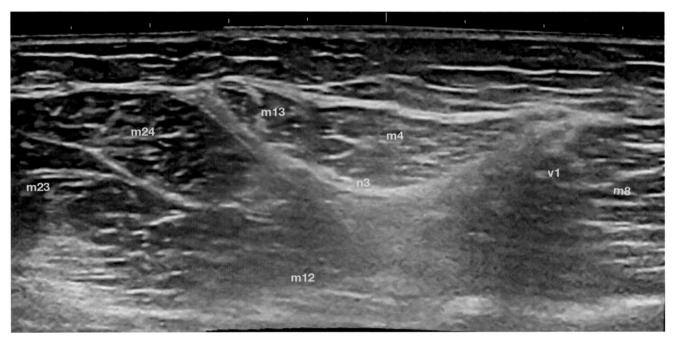

- m4：缝匠肌
- m8：股内侧肌
- m12：大收肌
- m13：股薄肌
- m23：半腱肌
- m24：半膜肌
- n3：隐神经
- v1：股动脉

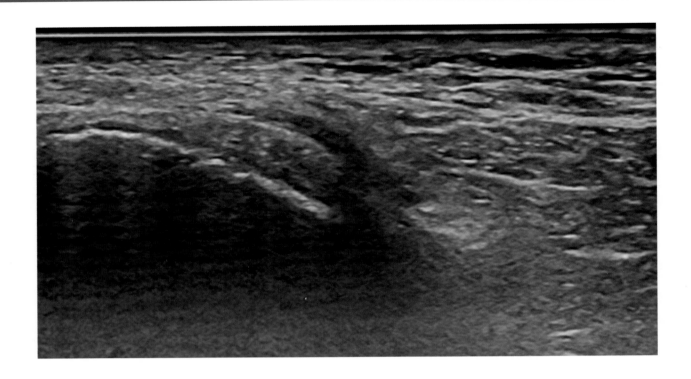

7.14　坐骨结节

　　该图像显示坐骨结节层面。在这里,腘绳肌共同起源于坐骨结节后外侧椭圆形关节面。坐骨神经位于腘绳肌肌腱的外侧。臀大肌位于两者之上,股方肌位于坐骨神经下方。

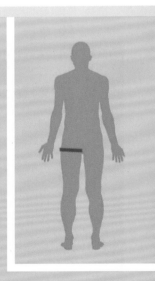

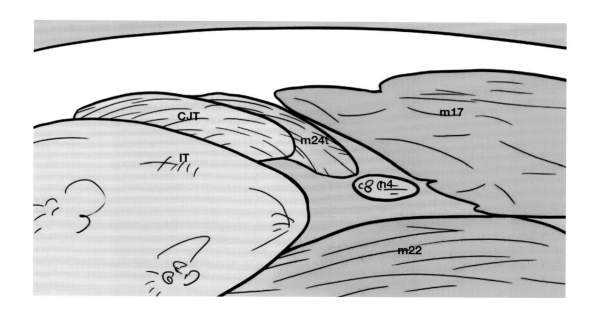

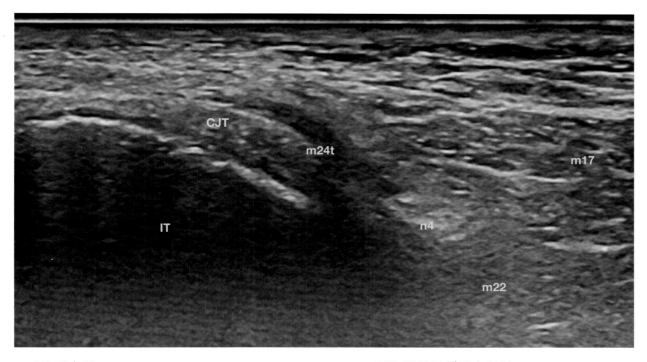

- m17：股大肌
- m22：股方肌
- m24t：半膜肌肌腱（起点）
- CJT：腘绳肌群联合肌腱
- IT：坐骨结节
- n4：坐骨神经

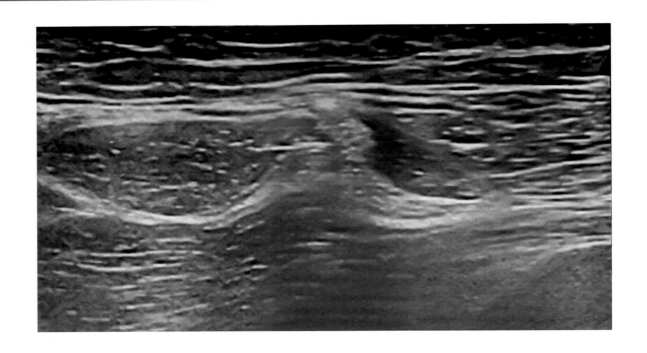

7.15　高回声三角

　　该图像显示的为 7.14 节中图像的远端结构。主要突出了由坐骨神经下外侧、半膜肌下内侧肌腱和半腱肌与股二头肌联合肌腱构成的高回声三角。半腱肌最先形成腘绳肌。股二头肌开始在联合肌腱外侧出现。半膜肌在半腱肌深层形成条索样结构。大收肌位于图像的内侧深部。在图像的右下角，股方肌与股骨相邻。

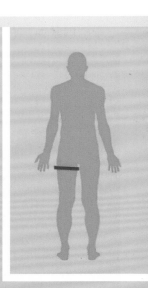

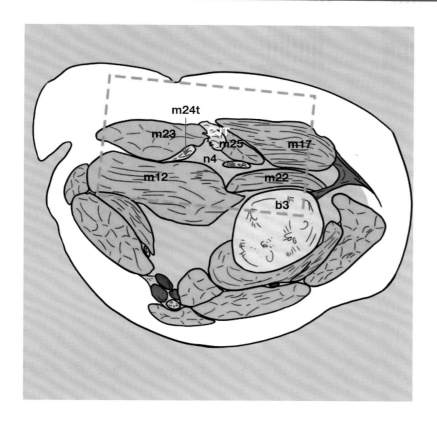

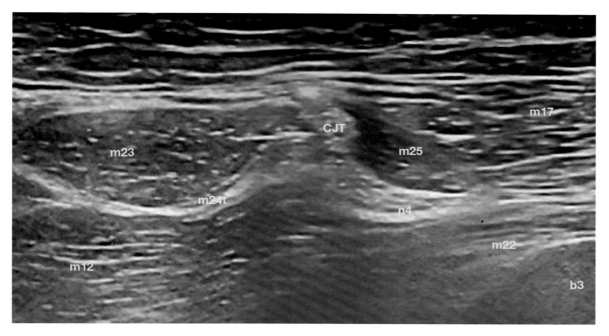

- m12：大收肌
- m17：臀大肌
- m22：股方肌
- m23：半腱肌
- m24t：半膜肌肌腱
- m25：股二头肌
- CJT：腘绳肌群联合肌腱
- b3：股骨
- n4：坐骨神经

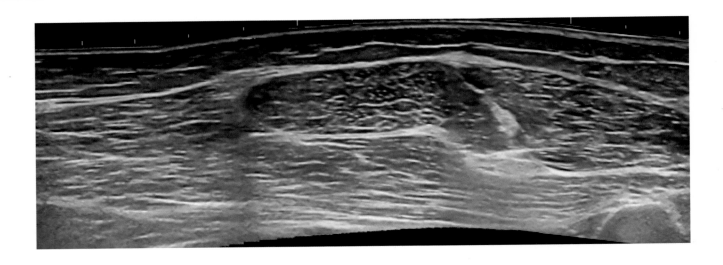

7.16 联合肌腱和坐骨神经

　　该图像是包括大收肌和腘绳肌群在内的宽视野图像。半腱肌和股二头肌显示,联合肌腱仍然可见。半膜肌位于半腱肌内侧,刚显示肌肉组织。坐骨神经在图像的中间偏右。大收肌横跨图像下半部分,股骨位于最右侧。

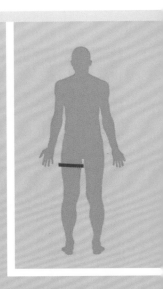

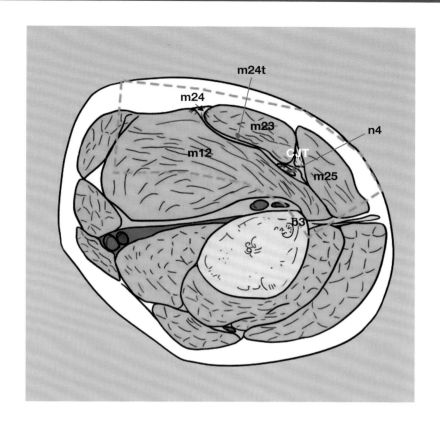

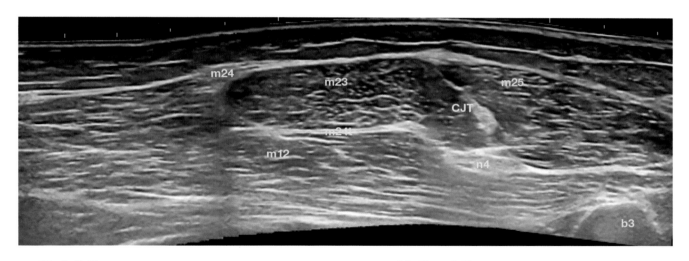

- m12:大收肌
- m23:半腱肌
- m24:半膜肌
- m24t:半膜肌肌腱
- m25:股二头肌
- CJT:腘绳肌群联合肌腱
- b3:股骨
- n4:坐骨神经

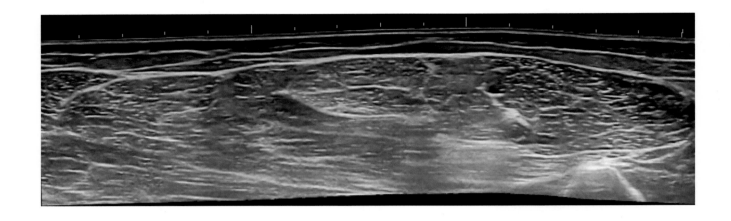

7.17 大腿后面中段

　　该图像显示了右侧股二头肌短头的最近端部分,同时可见股外侧肌。坐骨神经位于股二头肌的深处。半膜肌位于半腱肌的下方,显示的肌肉部分越来越多。在图像最左侧可以看到股薄肌和较大的大收肌。

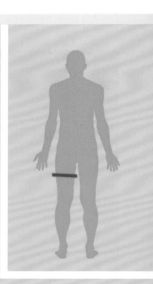

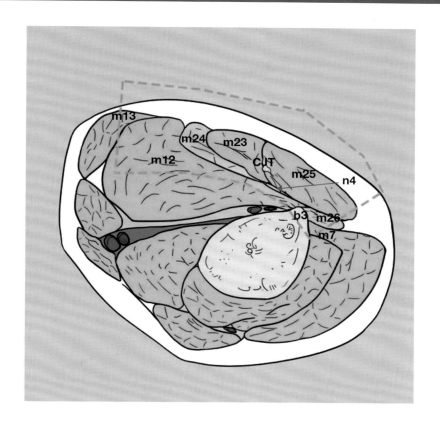

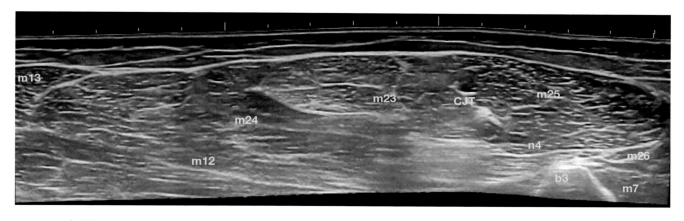

- m7：股外侧肌
- m12：大收肌
- m13：股薄肌
- m23：半腱肌
- m24：半膜肌

- m25：股二头肌
- m26：股二头肌短头
- CJT：腘绳肌群联合肌腱
- b3：股骨
- n4：坐骨神经

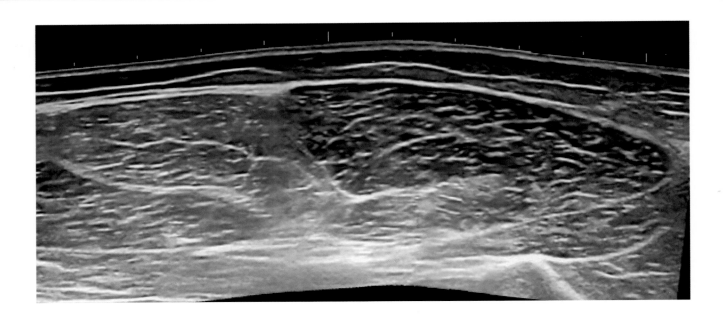

7.18 腘绳肌群

该图像为腘绳肌群的特写。可以看到腘绳肌群 4 块肌肉，在股二头肌和半腱肌的深处可以看到坐骨神经。在图像底部为股骨内侧的大收肌和股骨外侧的股外侧肌。

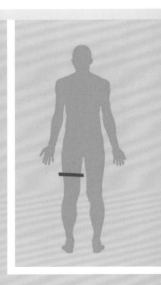

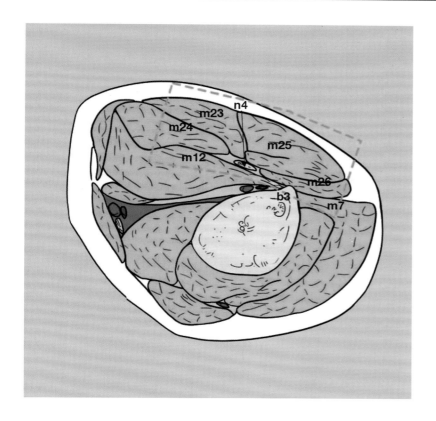

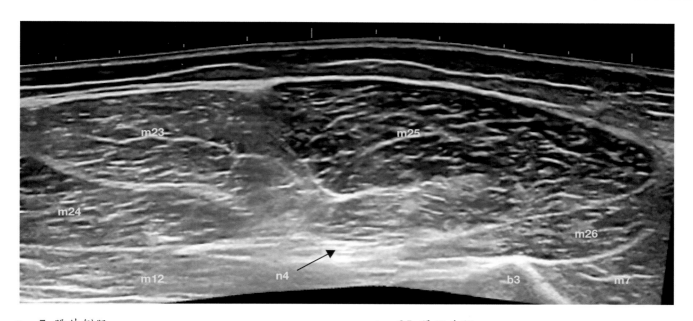

- m7：股外侧肌
- m12：大收肌
- m23：半腱肌
- m24：半膜肌

- m25：股二头肌
- m26：股二头肌短头
- b3：股骨
- n4：坐骨神经

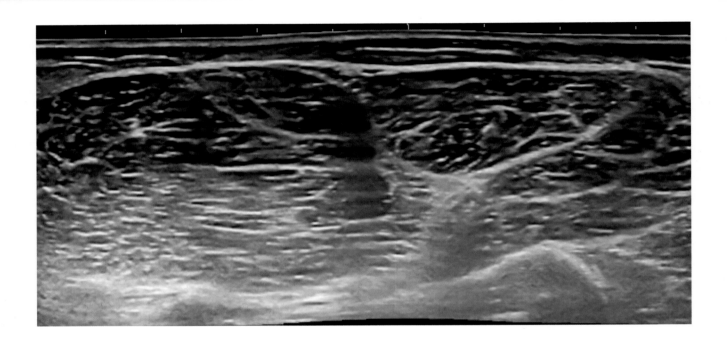

7.19 坐骨神经

　　该图显示股二头肌短头完全扩大时半腱肌尺寸开始减小。在图像的左侧深处可以看到股动脉通过收肌腱裂孔。股外侧肌位于图像的最右下角。

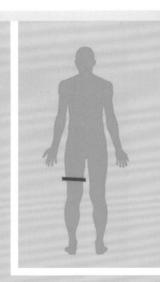

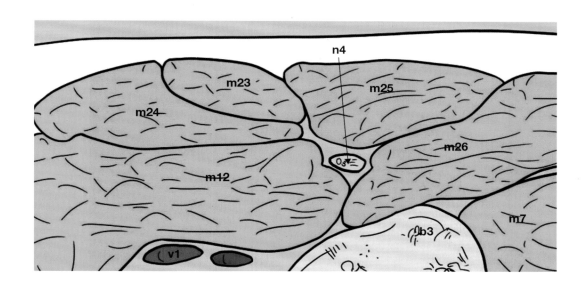

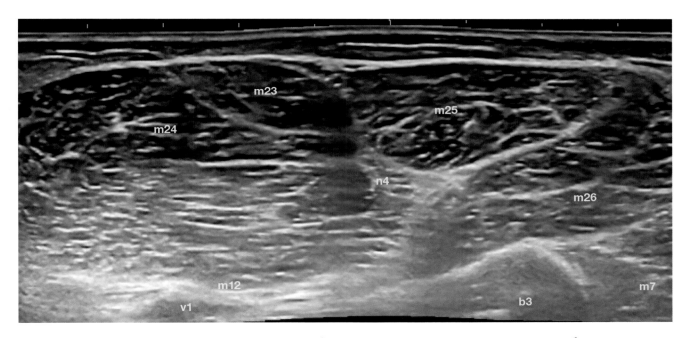

- m7：股外侧肌
- m12：大收肌
- m23：半腱肌
- m24：半膜肌
- m25：股二头肌
- m26：股二头肌短头
- b3：股骨
- n4：坐骨神经
- v1：股动脉

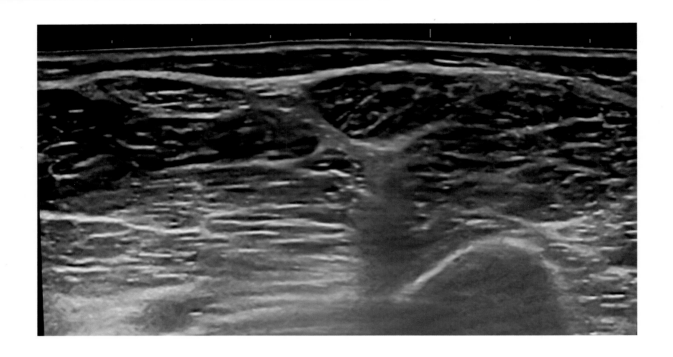

7.20　股动脉和收肌腱裂孔

在这幅图像中，半腱肌和股二头肌在进入膝关节时缩为肌腱。半膜肌和股二头肌短头仍然完全扩大。在图像左下侧可以看到大收肌下方的股动脉位于收肌腱裂孔内。坐骨神经仍然在图像的中心。股外侧肌仍然位于图像的右下角。

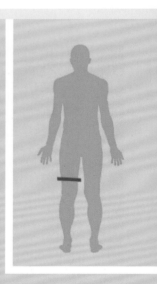

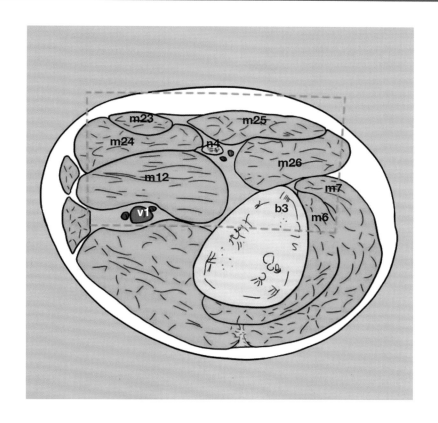

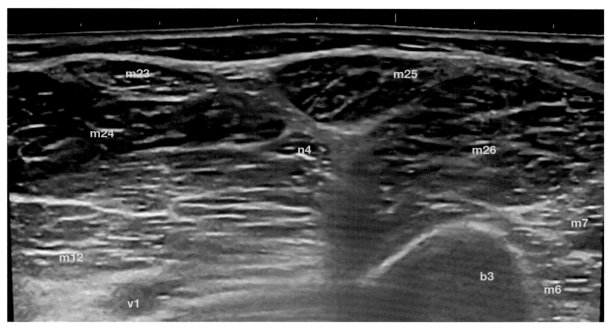

- m6：股中间肌
- m7：股外侧肌
- m12：大收肌
- m23：半腱肌
- m24：半膜肌
- m25：股二头肌
- m26：股二头肌短头
- b3：股骨
- n4：坐骨神经
- v1：股动脉

（孙宏 徐金玉 张一帆 译）

扫码获取
· 配套视频
· 专家共识
· 案例分析
· 读者社群

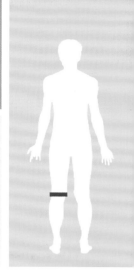

第 **8** 章

膝部

本图谱将膝关节分为前、后两部分:膝关节前部结构简单,膝关节后部结构较为复杂。检查膝关节前部最好的方法是受检者仰卧位,下肢伸直,必要时轻微外旋以显示内侧膝关节结构。检查膝关节后部的方法是受检者俯卧位,下肢伸直,用垫枕抬高足部或者垂于检查床沿。

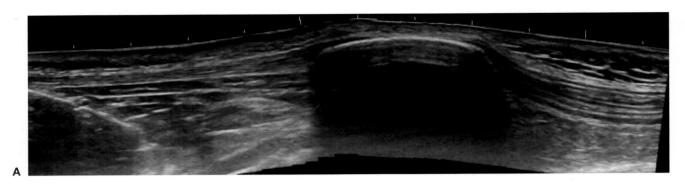

A

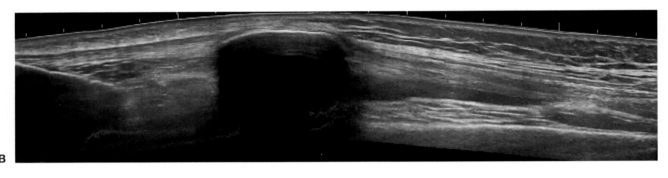

B

8.1 伸肌系统矢状切面(A)和伸肌系统积液(B)

这些图像是膝关节伸肌系统中线正中矢状面图。从右侧股四头肌肌腱近端开始，向远侧延伸跨越髌骨及髌腱，止于图像左侧胫骨。图 A 显示无积液，较难区分髌上脂肪垫与股骨前脂肪垫。图 B 显示有少量积液时，两个脂肪垫更易于区分。当从外上侧进行膝关节腔内注射时，准确定位两个脂肪垫间的筋膜平面尤为重要。

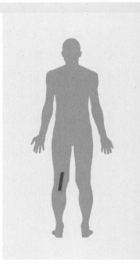

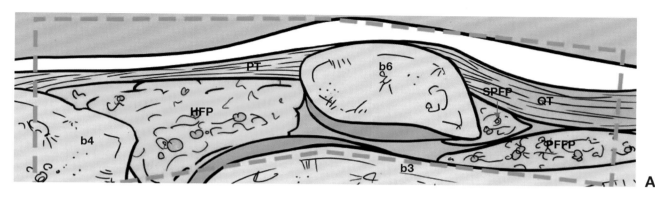

A

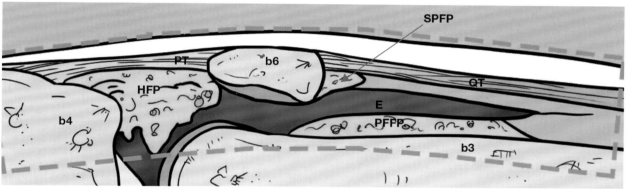

B

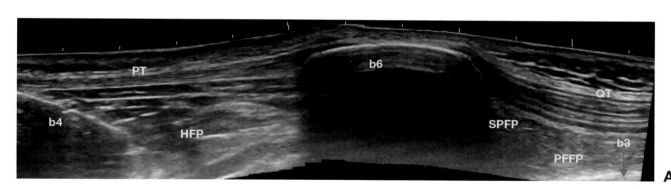

A

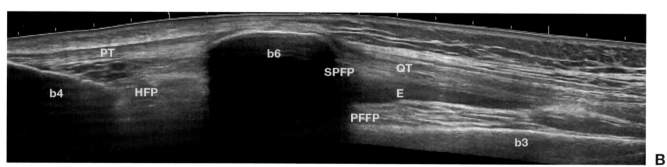

B

- QT:股四头肌肌腱
- PT:髌腱
- SPFP:髌上脂肪垫
- PFFP:股骨前脂肪垫
- HFP:Hoffa脂肪垫
- b3:股骨
- b4:胫骨
- b6:髌骨
- E:积液

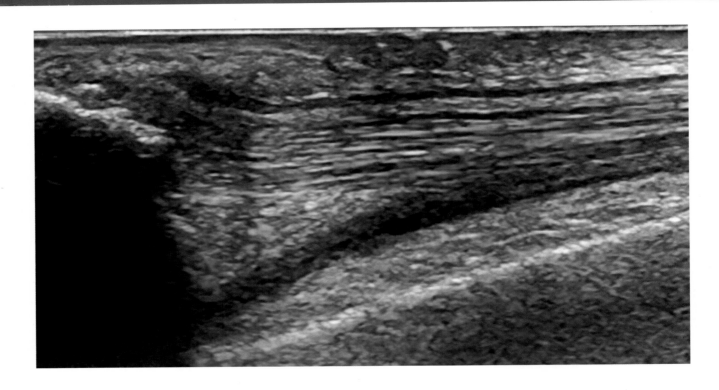

8.2　膝关节上部矢状切面

　　此图是正常膝关节矢状切面的放大图像。在髌上脂肪垫与股骨前脂肪垫之间可见线状低回声,为膝关节腔间隙,如有渗出,可有液体积聚于此。

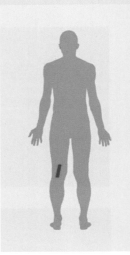

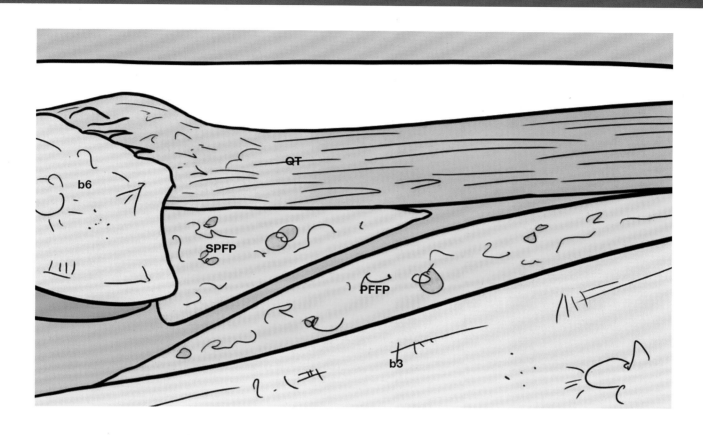

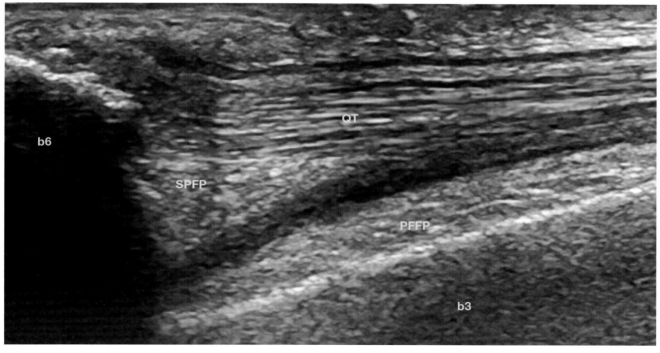

- QT：股四头肌肌腱
- SPFP：髌上脂肪垫
- PFFP：股骨前脂肪垫

- b3：股骨
- b6：髌骨

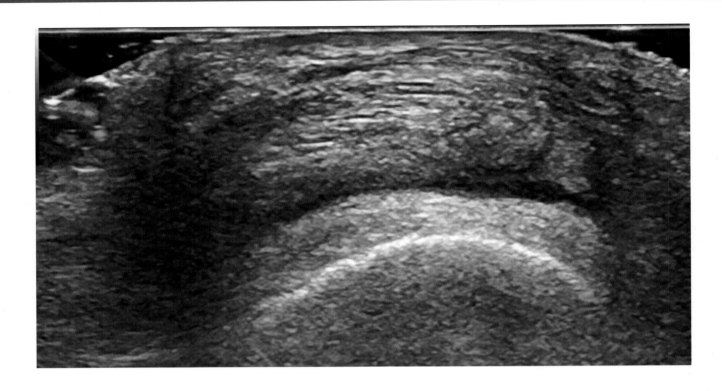

8.3 膝关节上部横切面

此图是与8.2节中膝关节相同区域的短轴切面。髌上脂肪垫紧贴股四头肌肌腱中部,膝关节腔为线状低回声区,位于股骨前脂肪垫正上方。

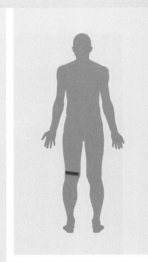

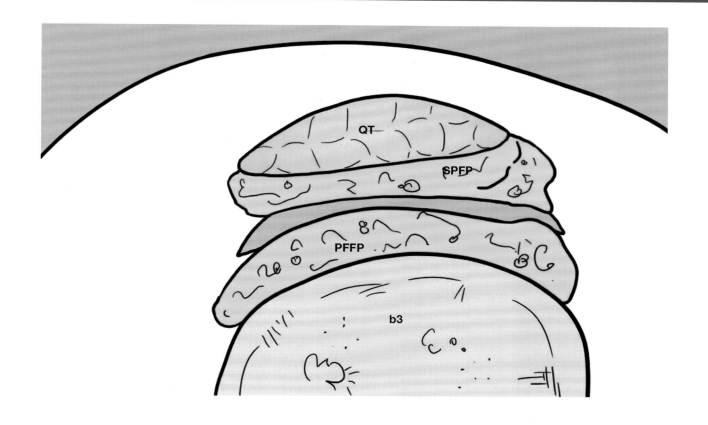

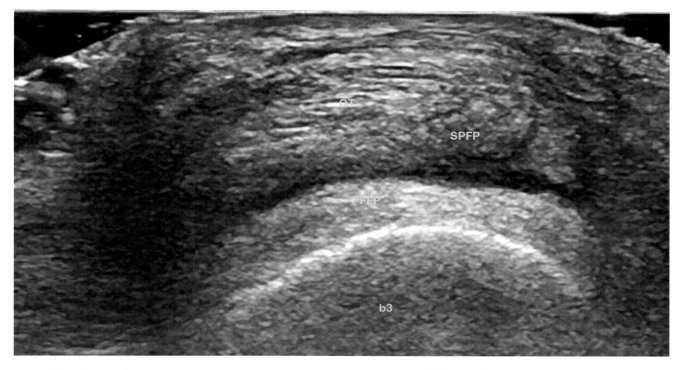

- QT：股四头肌肌腱
- SPFP：髌上脂肪垫
- PFFP：股骨前脂肪垫
- b3：股骨

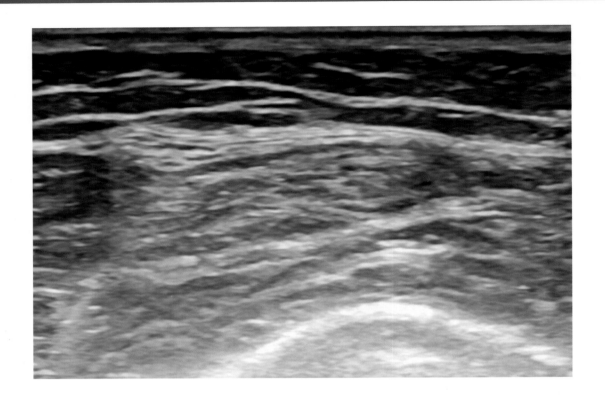

8.4 无渗出膝关节横切面

　　膝关节上部横切面对照:8.5 节中膝关节有渗出,8.4 节中膝关节无渗出。很明显,无渗出时,髌上脂肪垫与股骨前脂肪垫很难区分。然而仔细观察,可发现两个脂肪垫的回声不同,尽管回声差异很细微,但可据此进行区别。

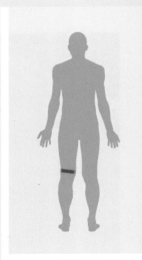

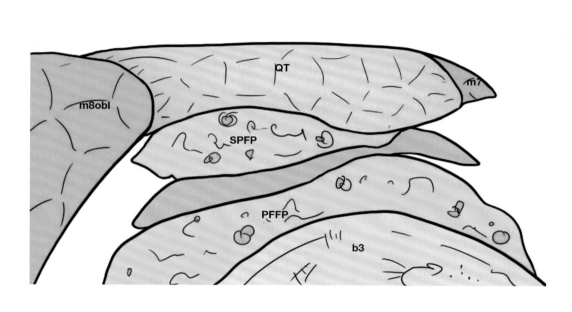

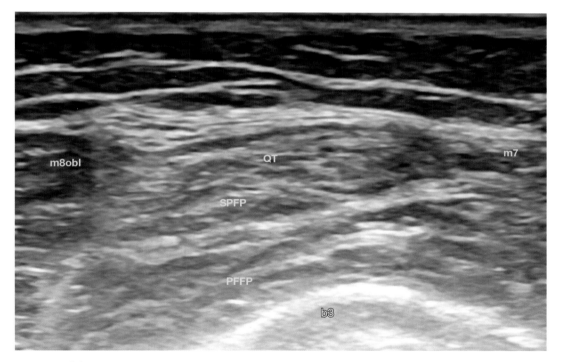

- m7：股外侧肌
- m8obl：股内侧肌斜头
- QT：股四头肌肌腱

- SPFP：髌上脂肪垫
- PFFP：股骨前脂肪垫
- b3：股骨

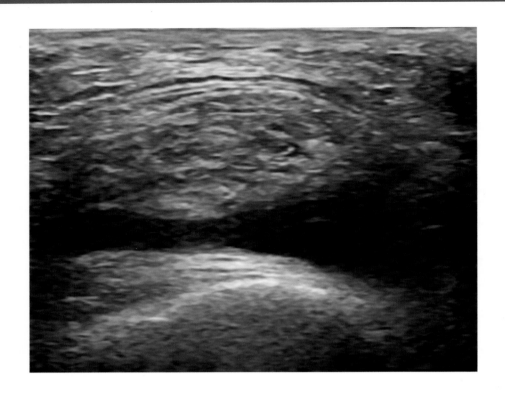

8.5 有渗出膝关节横切面

参见 8.4 节中内容。

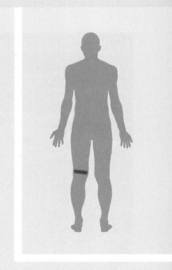

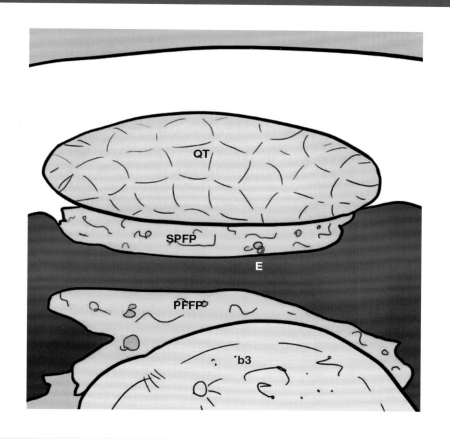

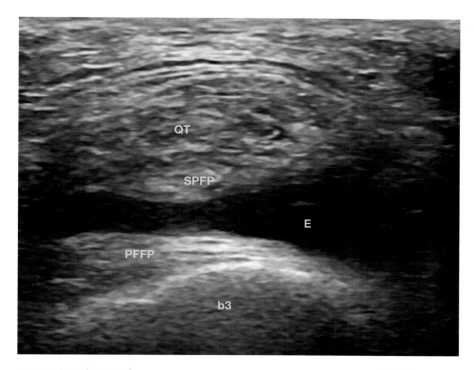

- QT：股四头肌肌腱
- SPFP：髌上脂肪垫
- PFFP：股骨前脂肪垫

- E：积液
- b3：股骨

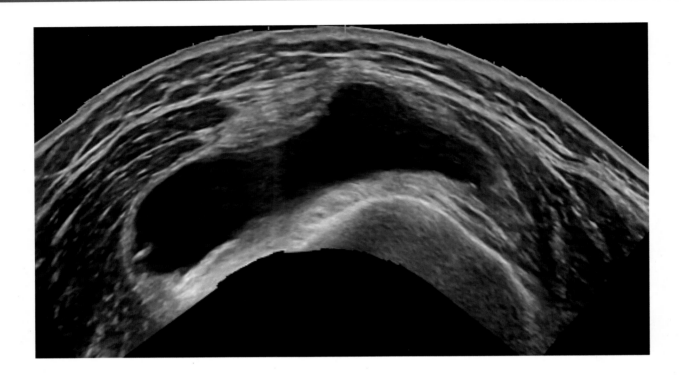

8.6 膝关节腔大量积液

此图是膝关节腔大量积液横切面宽景成像图。脂肪垫明显分离,此外,可见关节囊向中间及两侧扩张。图像左侧是股内侧斜肌,图像右侧是股外侧肌。

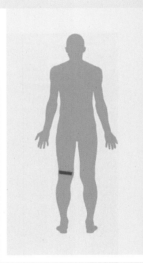

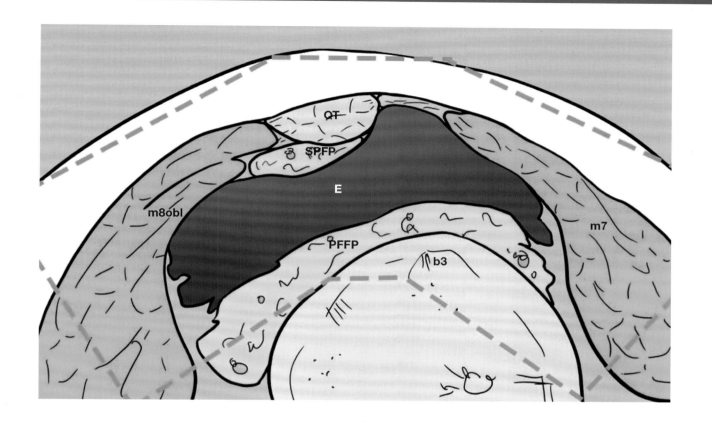

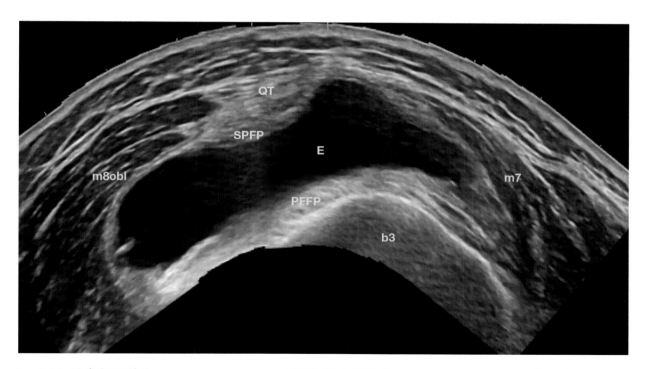

- m8obl:股内侧肌斜头
- m7:股外侧肌
- QT:股四头肌肌腱
- SPFP:髌上脂肪垫
- PFFP:股骨前脂肪垫
- E:积液
- b3:股骨

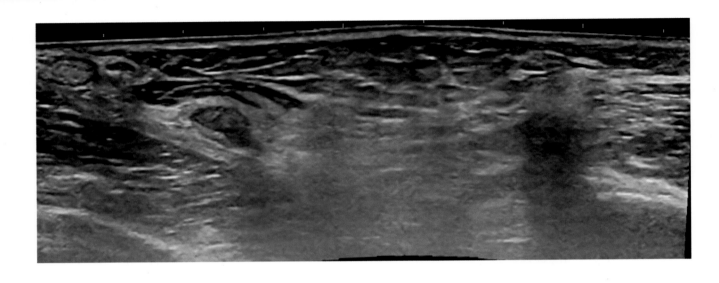

8.7　前内侧膝关节

　　此图是内侧膝关节横切面。图像右侧是前内侧面,图像左侧为后内侧面。可见鹅足肌群 3 个肌腱中的 2 个伴行至胫骨内侧止点。缝匠肌仍显示肌肉组织,而股薄肌显示腱性组织。隐神经行于缝匠肌和股薄肌之间。远端大收肌肌腱位于缝匠肌下方,而收肌腱裂孔位于大收肌深处。半膜肌远端逐渐移行为肌腱,止于胫骨平台远端的胫骨内侧髁。半腱肌(图中未显示)将于远处与鹅足腱的其他 2 个肌腱汇合。

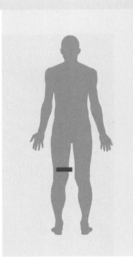

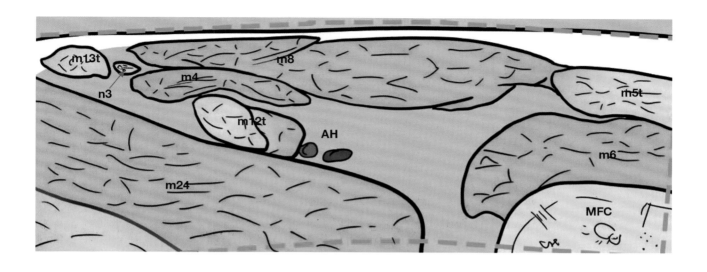

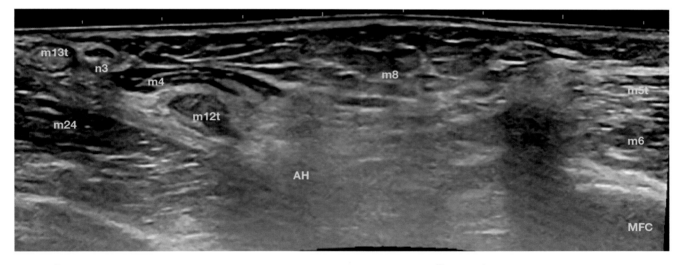

- m4:缝匠肌
- m5t:股直肌肌腱
- m6:股中间肌
- m8:股内侧肌
- m12t:大收肌肌腱
- m13t:股薄肌肌腱
- m24:半膜肌
- MFC:股骨内侧髁
- AH:收肌腱裂孔
- n3:隐神经

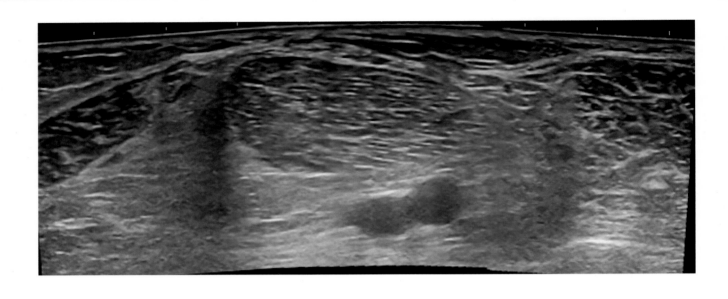

8.8　腘窝上部

　　该图为腘窝上方切面,自内侧向后方扫查获取腘窝图像。理想的超声图像中,腘动脉和胫骨神经的方向是水平排列的,而不是传统超声图像中通常描述的垂直排列。在图中,左侧(内侧)可见缝匠肌和股薄肌,右侧(后外侧)可见腘绳肌。内侧腓肠肌(后)在图像的正中,腘血管在它的正下方,但实际上是它的中点。在图像的左侧中心,坐骨神经分为腓总神经和胫神经。外侧腓肠肌和跖肌的起始处位于这些神经的外侧。

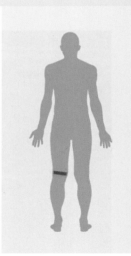

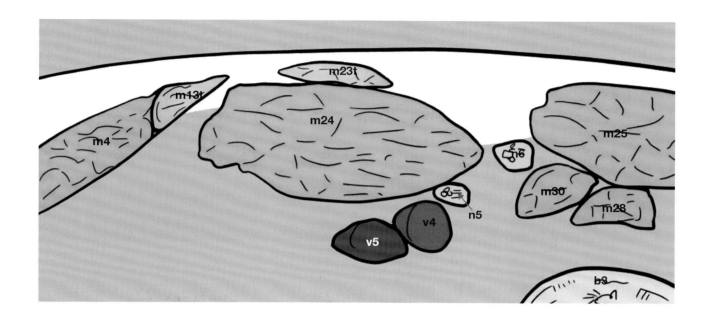

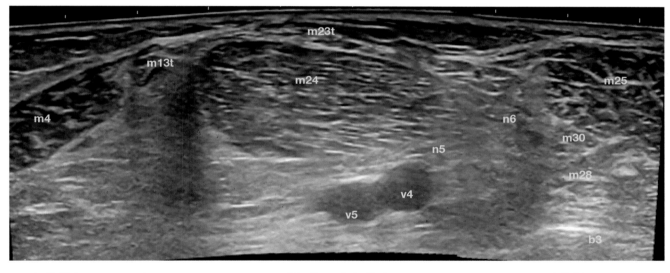

- m4:缝匠肌
- m13t:股薄肌肌腱
- m23t:半腱肌肌腱
- m24:半膜肌
- m25:股二头肌长头
- m28:跖肌
- m30:外侧腓肠肌
- b3:股骨
- n5:胫神经
- n6:腓总神经
- v4:腘动脉
- v5:腘静脉

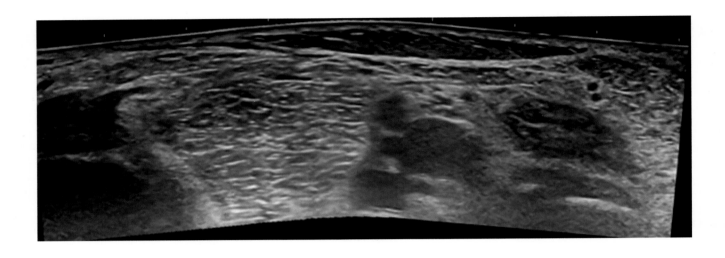

8.9 腘窝中部

　　该图是在 8.8 节中的水平上向远端扫查,显示出完整的外侧腓肠肌。外侧腘绳肌向外移行为肌腱,内侧腘绳肌向内移行为肌腱。股骨内侧髁和外侧髁也可见。除胫神经和腓总神经外,还可见胫神经的分支——腓肠内侧皮神经。最后,腘肌肌腱自外向内斜行止于距骨下方。

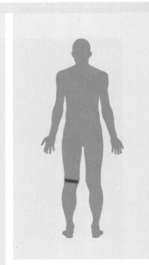

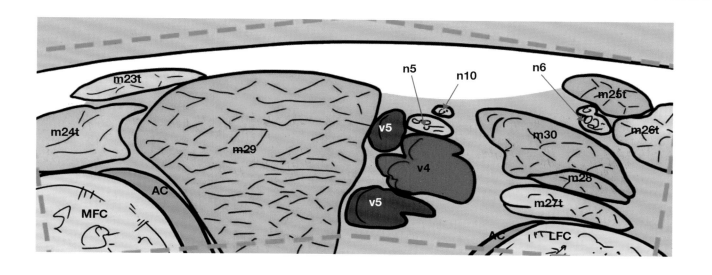

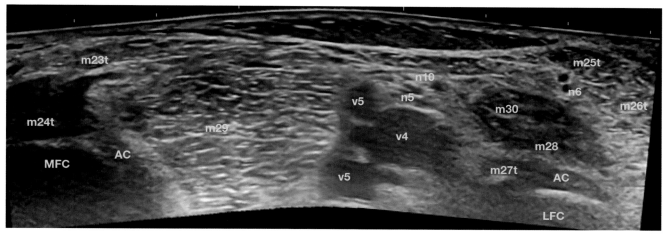

- m23t：半腱肌肌腱
- m24t：半膜肌肌腱
- m25t：股二头肌肌腱
- m26t：股二头肌短头肌腱
- m27t：腘肌肌腱
- m28：跖肌

- m29：内侧腓肠肌
- m30：外侧腓肠肌
- LFC：股骨外侧髁
- MFC：股骨内侧髁
- AC：关节软骨

- n5：胫神经
- n6：腓总神经
- n10：腓肠内侧皮神经
- v4：腘动脉
- v5：腘静脉

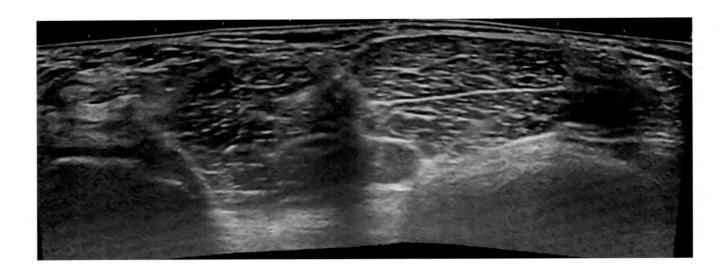

8.10　股骨后髁

　　该图中,腘绳肌继续向外走行,在图像的内侧和外侧分别可见肌腱。股骨髁显示更全面。外侧腓肠肌的大小与内侧腓肠肌相当,跖肌开始从外侧向内侧走行。腘肌腱显示也更为明显。

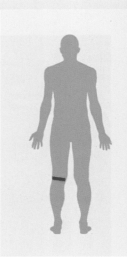

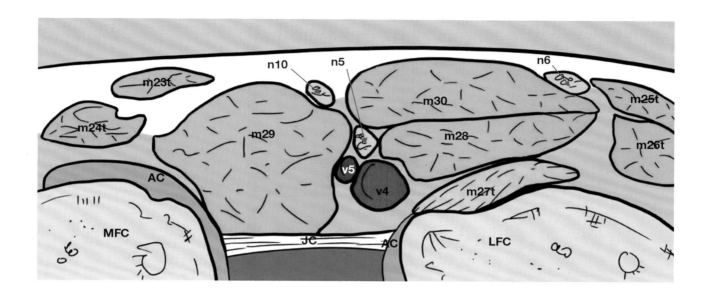

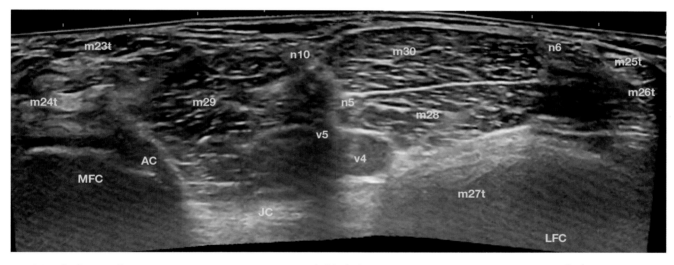

- m23t：半腱肌肌腱
- m24t：半膜肌肌腱
- m25t：股二头肌肌腱
- m26t：股二头肌肌腱短头
- m27t：腘肌肌腱
- m28：跖肌

- m29：内侧腓肠肌
- m30：外侧腓肠肌
- LFC：股骨外侧髁
- MFC：股骨内侧髁
- AC：关节软骨
- JC：关节囊

- n5：胫骨神经
- n6：腓总神经
- n10：腓肠内侧皮神经
- v4：腘动脉
- v5：腘静脉

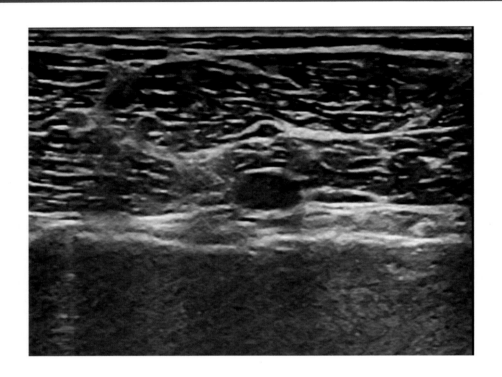

8.11   胫骨平台

图像下方所示即为胫骨平台。其上方即为腘肌肌腱。胫动脉现在位于上面的跖肌和下面的腘肌肌腱之间。在下一幅图像中,因为跖肌向内侧移动的幅度更大,胫神经将行至跖肌下方。外侧腓肠肌位于图像的中上部,而内侧腓肠肌位于图像的左侧。扫查时可看到胫动脉的分支、膝动脉和胫神经的运动分支。虽然图像中没有标记,但胫动脉上方的圆形低回声结构很可能是一支动脉分支。

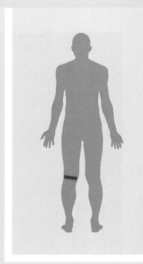

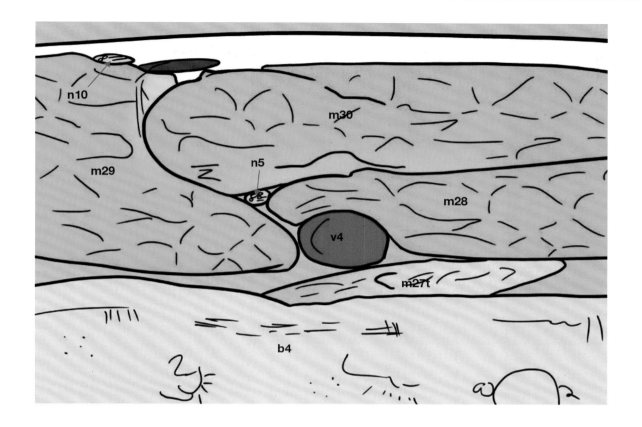

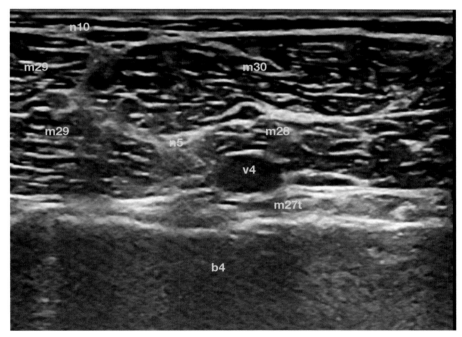

- m27t：腘肌肌腱
- m28：跖肌
- m29：内侧腓肠肌
- m30：外侧腓肠肌
- b4：胫骨
- n5：胫神经
- n10：腓肠内侧皮神经
- v4：腘动脉

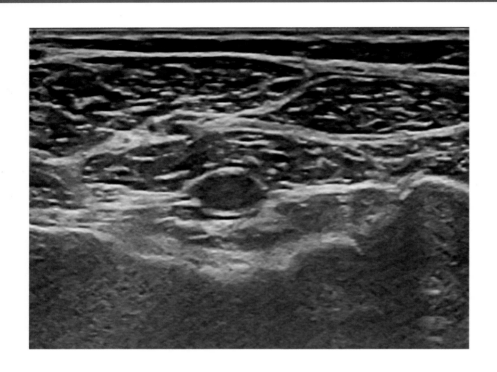

8.12　腘肌

　　该图中,腘肌可被视为起源于胫骨内侧的肌肉。跖肌此时移行至膝关节内侧并成为肌腱。比目鱼肌起自腓骨,走行于胫血管上方。内侧与外侧腓肠肌在比目鱼肌上方。图像上方从左至右是隐神经和腓肠内侧皮神经。

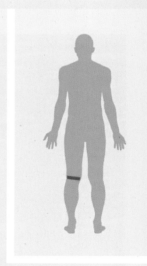

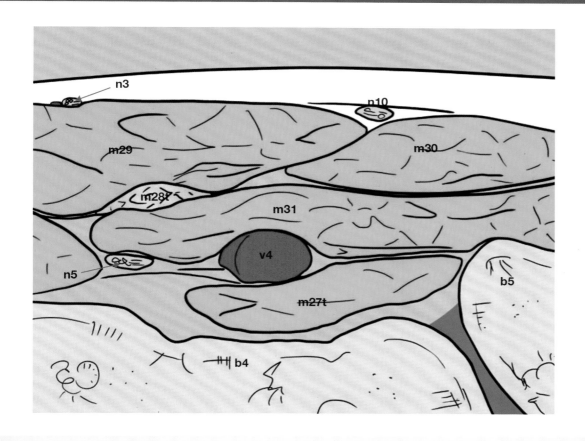

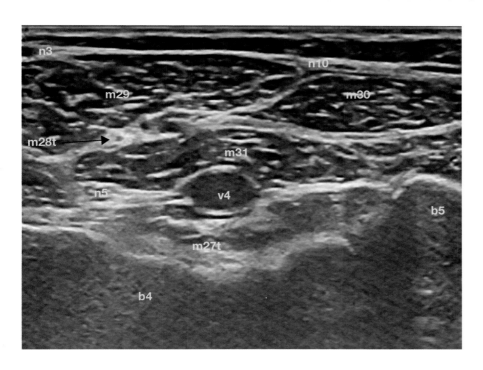

- m27t：腘肌肌腱
- m28：跖肌
- m29：内侧腓肠肌
- m30：外侧腓肠肌
- m31：比目鱼肌
- b4：胫骨
- b5：腓骨
- n3 隐神经
- n5：胫神经
- n10：腓肠内侧皮神经
- v4：腘动脉

（宋倩 周倩 译）

扫码获取
- 配套视频
- 专家共识
- 案例分析
- 读者社群

第 9 章

小腿

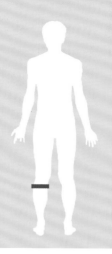

　　小腿的检查包括前外侧表面和后内侧表面。前外侧表面由外侧间室和前间室组成,后外侧表面也有两层肌肉。浅层止于跟骨后,而深层沿踝内侧止于跗管。

　　检查前外侧表面时,受检者仰卧,膝关节伸直,小腿适度内旋。可以放一个靠垫帮助维持这个姿势。在检查后表面时,受检者俯卧,踝前下方放置枕头支撑,或足悬于桌子边缘。

　　扫描小腿的前表面时,从胫骨结节下面开始。扫描小腿的后表面时,从胫骨平台下方开始。

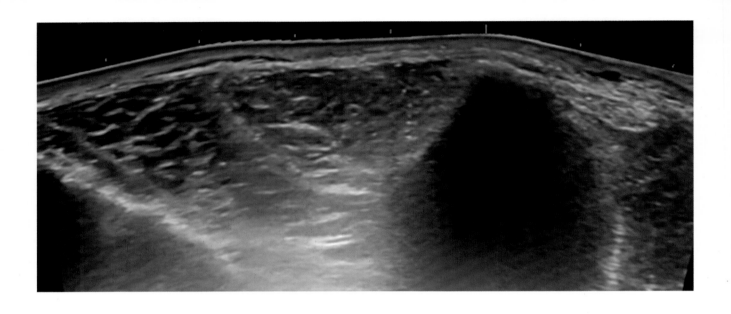

9.1 腓总神经

　　这幅图包括胫骨后肌和趾长伸肌。外侧面可见于腓骨前交叉的腓总神经。在其深处可以看到比目鱼肌的侧面。骨间膜和胫动脉位于图像底部,胫前动脉位于骨间膜表面。

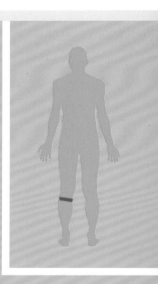

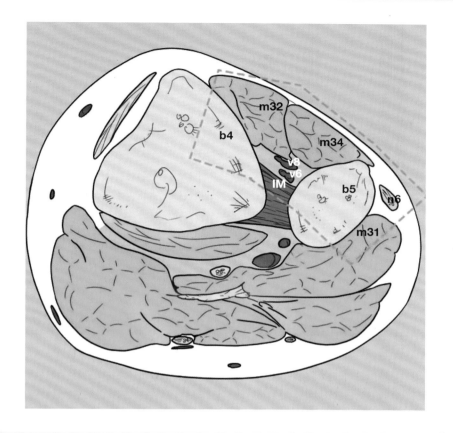

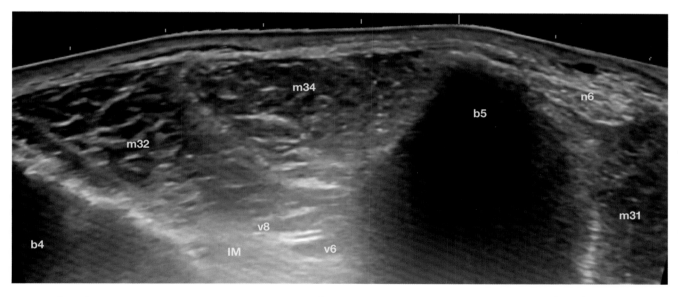

- m31：比目鱼肌
- m32：胫骨前肌
- m34：趾长伸肌
- b4：胫骨
- b5：腓骨
- IM：骨间膜
- n6：腓总神经
- v8：胫前动脉
- v6：胫动脉

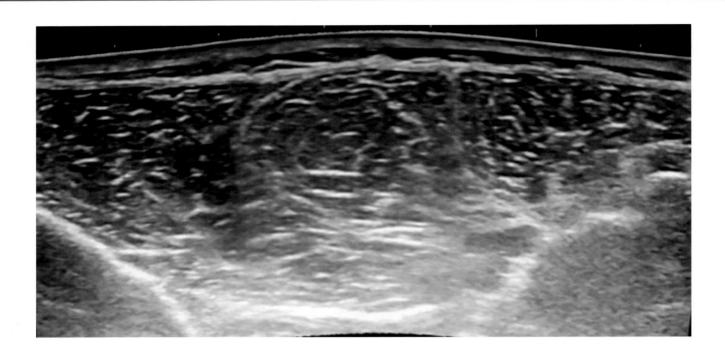

9.2 腓总神经分支

在这幅图中,腓总神经分成了两个分支。腓深神经延伸至前外间室。腓浅神经开始在前间室和外侧肌间室之间上行。胫骨前肌和趾长伸肌位于图像中央。在外侧,腓骨长肌和腓骨短肌完全展示。

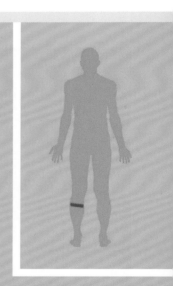

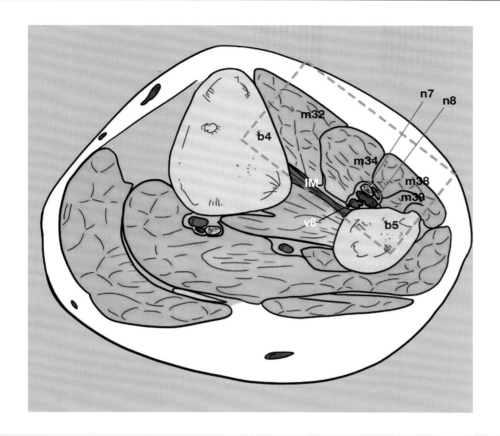

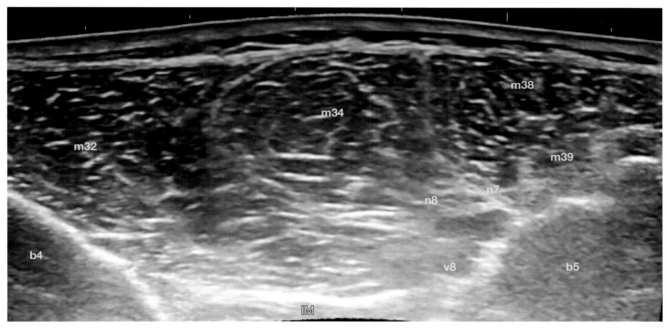

- ● m32：胫骨前肌
- ● m34：趾长伸肌
- ● m38：腓骨长肌
- ● m39：腓骨短肌
- ● b4：胫骨
- ● b5：腓骨
- ● IM：骨间膜
- ● n7：腓浅神经
- ● n8：腓深神经
- ● v8：胫前动脉

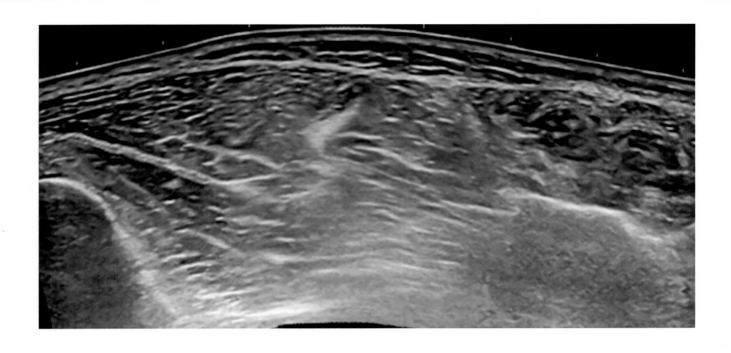

9.3 蹈长伸肌起点

图像显示蹈长伸肌起源于腓骨内侧。在这块肌肉的深处是胫前动脉。腓深神经位于图像的中间深处，但并不清晰。腓浅神经开始移向趾伸肌和腓骨长肌之间的表面。

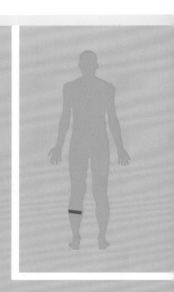

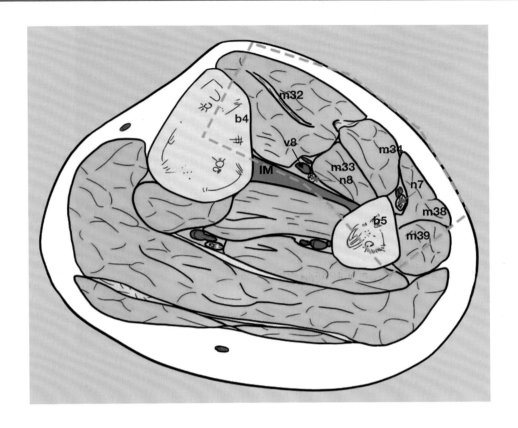

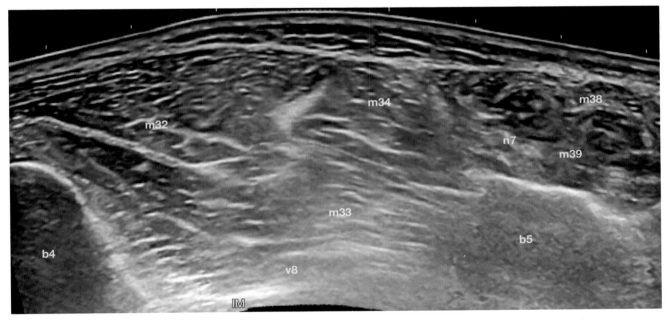

- m32：胫骨前肌
- m33：跚长伸肌
- m34：趾长伸肌
- m38：腓骨长肌
- m39：腓骨短肌
- b4：胫骨
- b5：腓骨
- IM：骨间膜
- n7：腓浅神经
- n8：腓深神经
- v8：胫前动脉

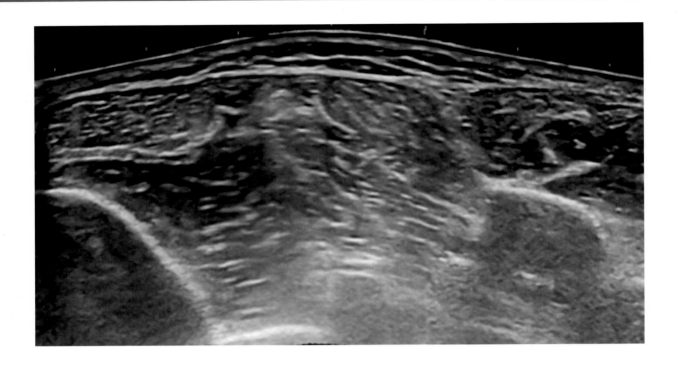

9.4 腓浅神经

在这幅图中,腓浅神经位于趾长伸肌和腓骨长肌之间的表面,是小腿远端到膝关节距离的 1/2~2/3。蹈长伸肌在胫骨前肌和趾长伸肌之间扩大并逐渐走行于两者之间。胫骨前肌肌腹开始出现肌腱。在这幅图像中间,可以看到腓深神经位于胫前动脉的上方。

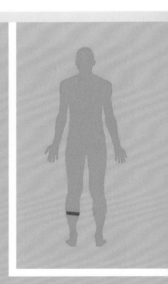

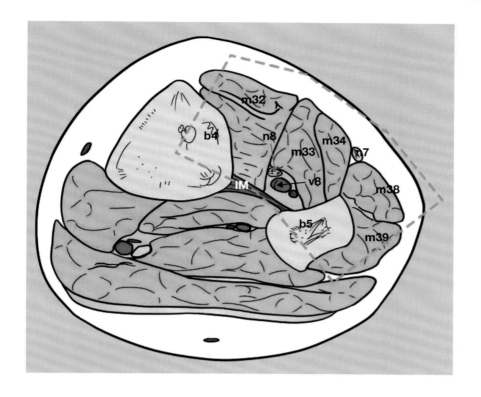

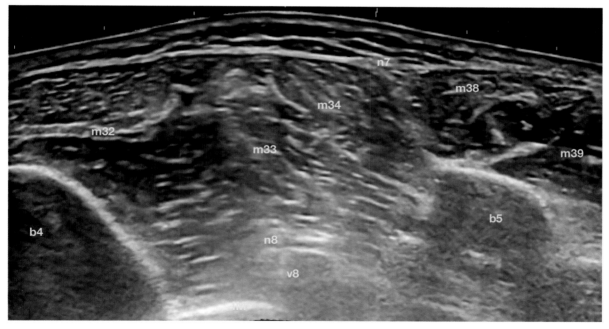

- m32：胫骨前肌
- m33：踇长伸肌
- m34：趾长伸肌
- m38：腓骨长肌
- m39：腓骨短肌
- b4：胫骨
- b5：腓骨
- IM：骨间膜
- n7：腓浅神经
- n8：腓深神经
- v8：胫前动脉

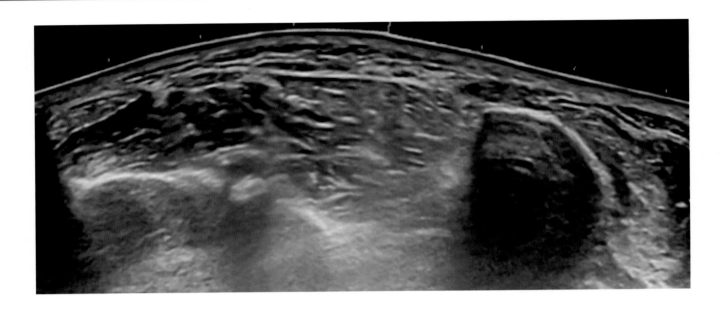

9.5　小腿前侧远端

　　该图为足踝上方层面，显示了 3 块伸肌的末端。它们都在最表面的部分显示肌腱。在这些肌肉的深处是胫前动脉和腓深神经。外侧的腓骨长肌现已显示为肌腱，而腓骨短肌在向外侧踝关节下降时仍显示为肌肉组织。

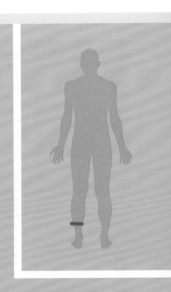

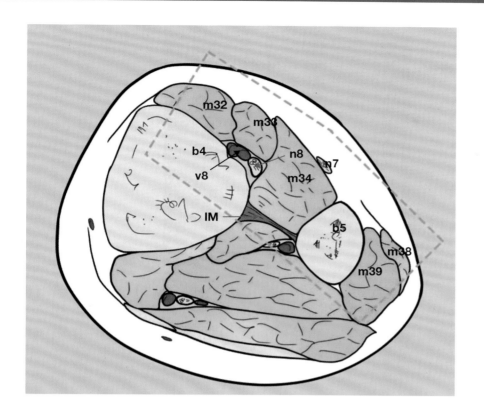

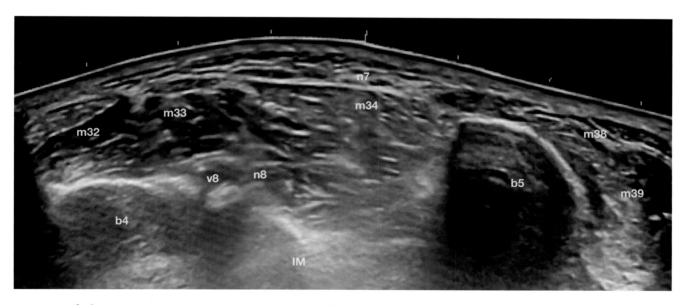

- m32：胫骨前肌
- m33：踇长伸肌
- m34：趾长伸肌
- m38：腓骨长肌

- m39：腓骨短肌
- b4：胫骨
- b5：腓骨
- IM：骨间膜

- n7：腓浅神经
- n8：腓深神经
- v8：胫前动脉

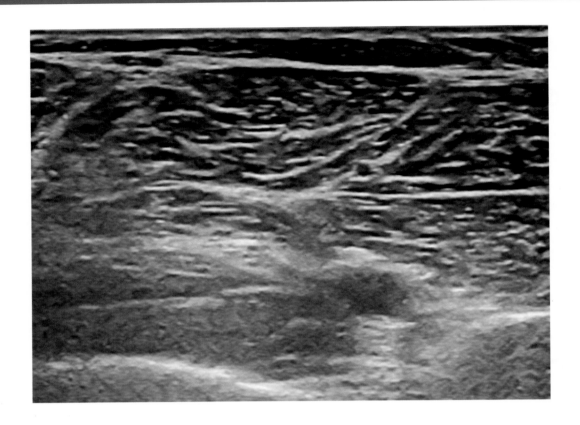

9.6 小腿后侧近端

在这幅图像的最深处,可见胫骨和腓骨与骨间膜连在一起。在图像中间的深处,可见胫神经和胫动脉。比目鱼肌起源于腓骨后面,位于胫动脉和胫神经上方。腘肌的肌肉部分分布广泛,在胫骨后表面到骨间膜可见。在图像外侧深部,胫前动脉刚刚从胫动脉分出,将穿过骨间膜到达小腿前侧。跖肌已移行为肌腱,位于比目鱼肌内侧和腓肠肌内侧之间。腓肠肌的两个头都已出现,位于图像的表层。在扫描腓肠肌肌腹时,有时可以看到胫神经的动脉分支和运动支。在图像最浅表的部分,隐神经位于腓肠肌内侧上方。腓肠内侧皮神经位于腓肠肌内侧头和外侧头结合处的浅表处。

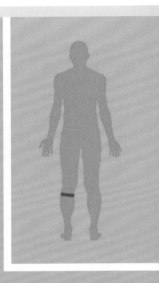

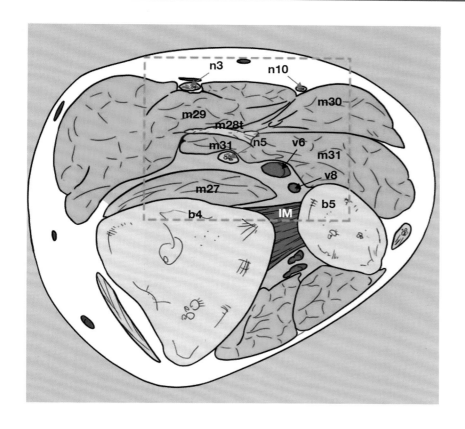

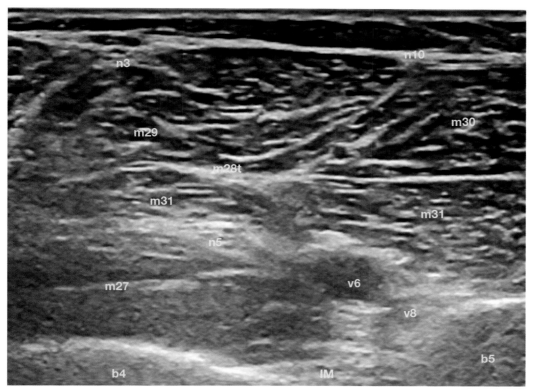

- m27：腘肌
- m28t：跖肌肌腱
- m29：内侧腓肠肌
- m30：外侧腓肠肌
- m31：比目鱼肌
- b4：胫骨
- b5：腓骨
- IM：骨间膜
- n3：隐神经
- n5：胫神经
- n10：腓肠内侧
  皮神经
- v6：胫动脉
- v8：胫前动脉

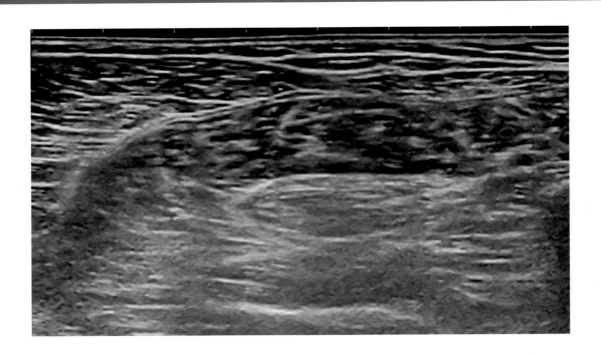

9.7 踇长屈肌起点

比目鱼肌完全显示,位于图像的中间部分。在其上方浅层,腓肠肌内侧头仍显示肌肉组织,而腓肠肌外侧头体积开始缩小并显示肌腱部分。跖肌肌腱位于比目鱼肌与腓肠肌内侧头之间中线位置。胫动脉位于胫骨后表面,比目鱼肌深处的胫神经附近。在图像的外侧深部,踇长屈肌起自腓骨内侧。在这一点深处,胫骨后部已显示肌腹。腓动脉位于这两块肌肉之间。

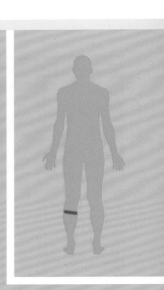

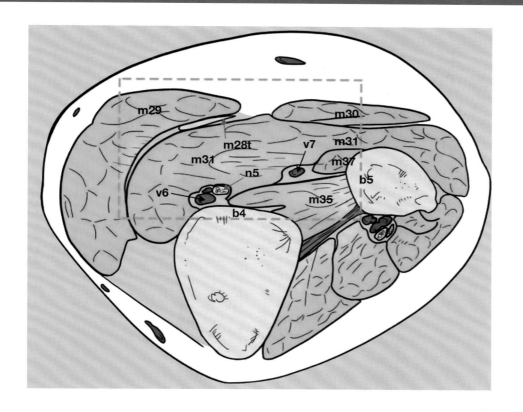

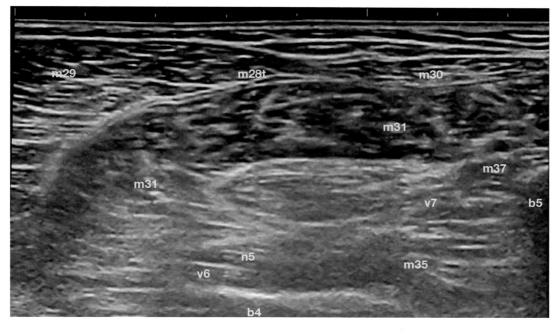

- m28t: 跖肌肌腱
- m29: 内侧腓肠肌
- m30: 外侧腓肠肌
- m31: 比目鱼肌
- m35: 胫骨后肌
- m37: 姆长屈肌
- b4: 胫骨
- b5: 腓骨
- n5: 胫神经
- v6: 胫神经
- v7: 腓动脉

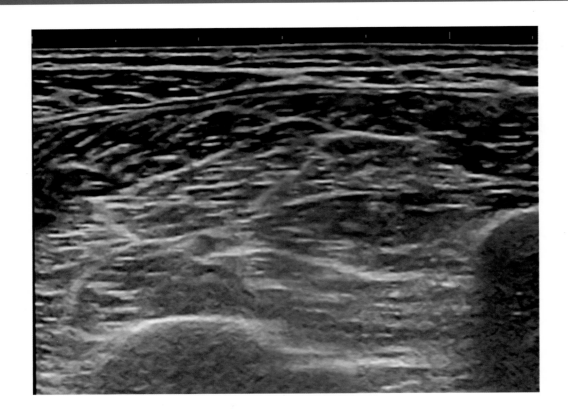

9.8 小腿后面中部

　　该图像显示了腓肠肌两部分的末端。在腓肠肌和比目鱼肌的远端头之间形成腓肠肌–比目鱼肌腱膜。跖肌在腓肠肌内侧头和比目鱼肌之间。在比目鱼肌深处后间室上方形成另一个肌腱膜。3块肌肉形成了深层肌间室。趾长屈肌起自胫骨后部，紧邻胫骨肌。腓动脉紧邻腓骨，位于踇长屈肌深处。

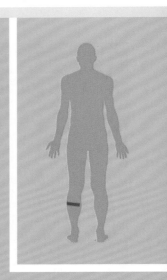

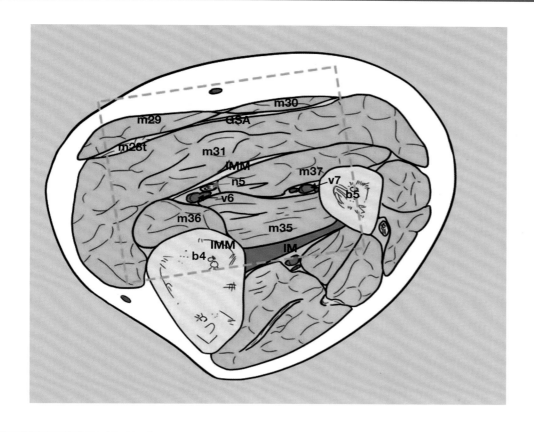

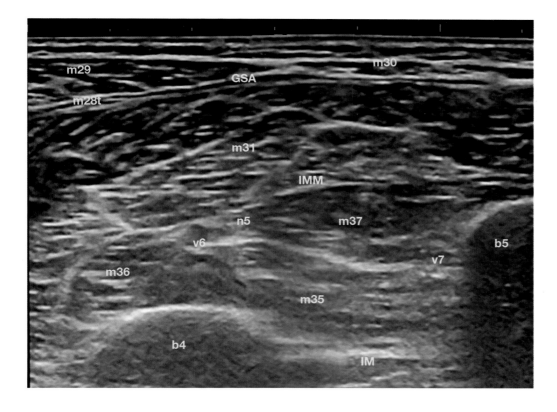

- m28t：跖肌肌腱
- m29：内侧腓肠肌
- m30：外侧腓肠肌
- m31：比目鱼肌
- m35：胫骨后肌
- m36：趾长屈肌
- m37：姆长屈肌
- IMM：肌间膜
- IM：骨间膜
- GSA：腓肠肌腱膜
- b4：胫骨
- b5：腓骨
- n5：胫神经
- v6：胫动脉
- v7：腓动脉

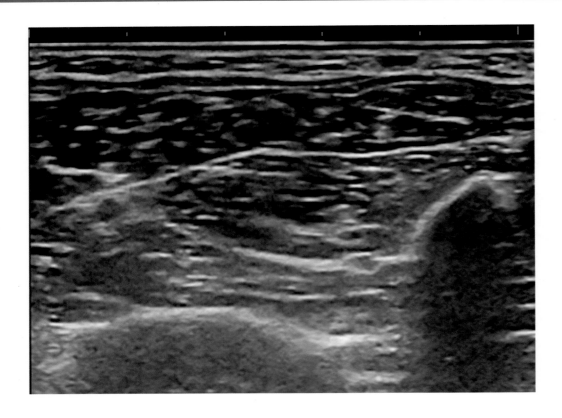

9.9 肌间膜

　　该图像显示比目鱼肌体积减小,开始显示跟腱部分。它的深处是分隔下肢深层肌间室的肌间膜。胫神经和胫动脉位于图像内侧肌间膜的深处。腓动脉位于图像中心外侧的腓骨旁。

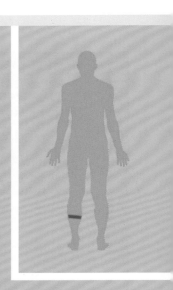

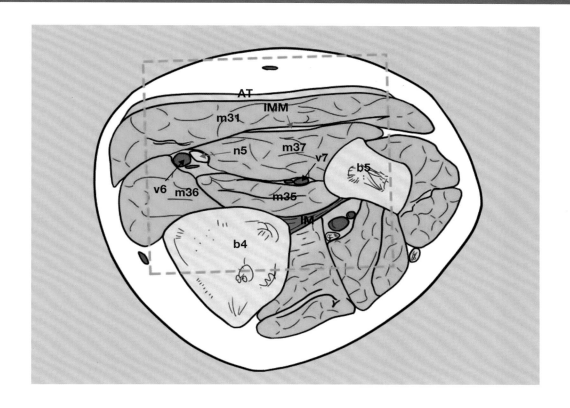

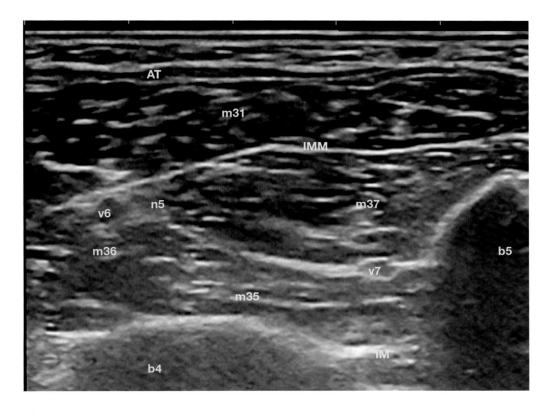

- m31：比目鱼肌
- m35：胫骨后肌
- m36：趾长屈肌
- m37：踇长屈肌
- IMM：肌间膜
- AT：跟腱
- b4：胫骨
- b5：腓骨
- n5：胫神经
- IM：骨间膜
- v6：胫动脉
- v7：腓动脉

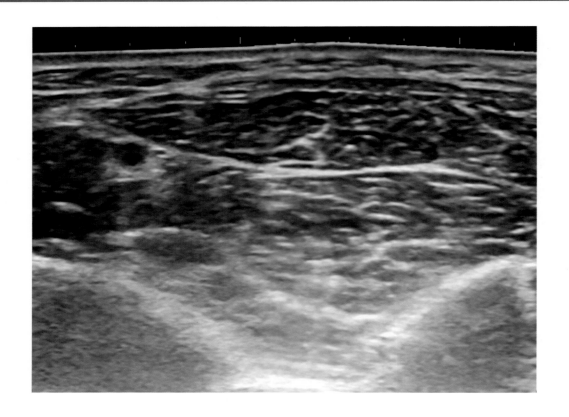

9.10 小腿后侧远端

　　该图像显示的是比目鱼肌的末端部分,其上方是跟腱的腓肠肌部分。跖肌已经移行至这两个结构的内侧。在比目鱼肌深处内侧,是位于趾长屈肌和跛长屈肌之间的胫动脉和胫神经。胫骨后肌仍然位于胫骨和骨间膜这些结构的深处。腓动脉位于该图像的外侧深处。

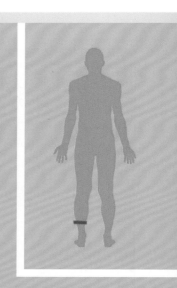

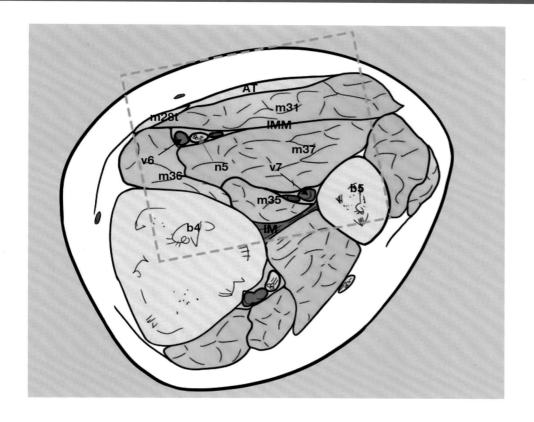

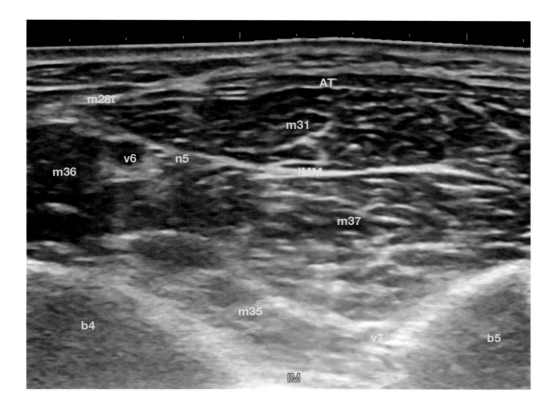

- m28t：跖肌肌腱
- m31：比目鱼肌
- m35：胫骨后肌
- m36：趾长屈肌
- m37：姆长屈肌
- IMM：肌间膜
- AT：跟腱
- b4：胫骨
- b5：腓骨
- IM：骨间膜
- n5：胫神经
- v6：胫动脉
- v7：腓动脉

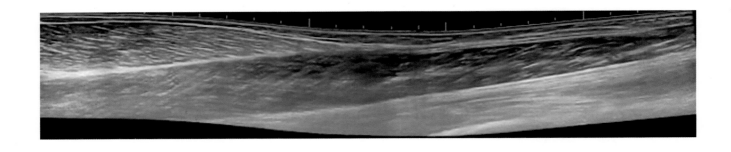

9.11~9.15 节中图像是小腿后侧在正常和病理状态下的一系列矢状面图像。

9.11 小腿后面矢状面

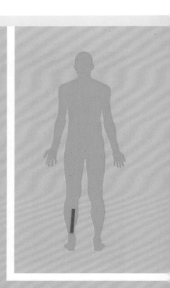

　　该图像显示腓肠肌的内侧肌腹，从近端(左)延伸到其远端的跟腱部分(右)。在腓肠肌中间部分的正下方是比目鱼肌，它在第二层中占据整个图像的长度。腓肠肌–比目鱼肌腱膜是图像左侧 2 块肌肉之间的高回声条纹。在第三层中的是比目鱼肌下面的跗长屈肌，它从图像中间的深处延伸到右侧边缘。胫神经在图像远端 1/3 处沿着跗长屈肌走行。在图像右侧的最低处可以看到胫骨的后内侧边缘。

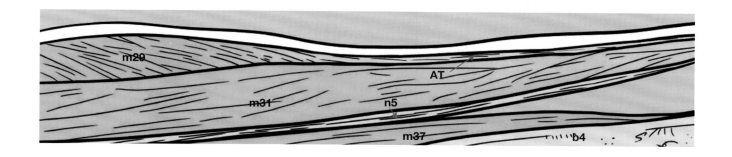

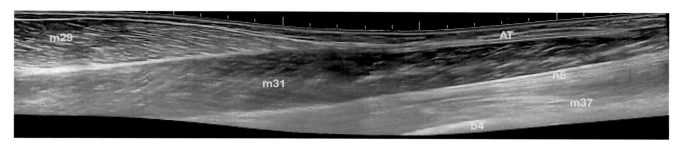

- m29：内侧腓肠肌
- m31：比目鱼肌
- m37：姆长屈肌

- AT：跟腱
- b4：胫骨
- n5：胫神经

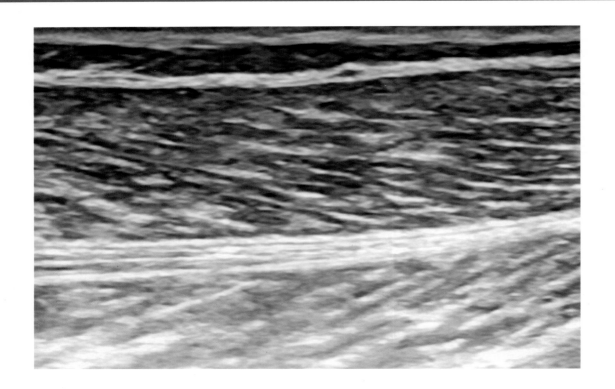

9.12 跖肌肌腱

　　该图像显示的是内侧腓肠肌和比目鱼肌，以及在两者之间走行的跖肌肌腱的放大图像。腓肠肌–比目鱼肌腱膜包裹着跖肌肌腱。

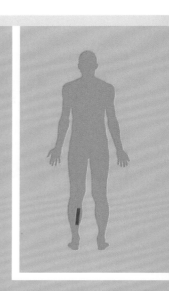

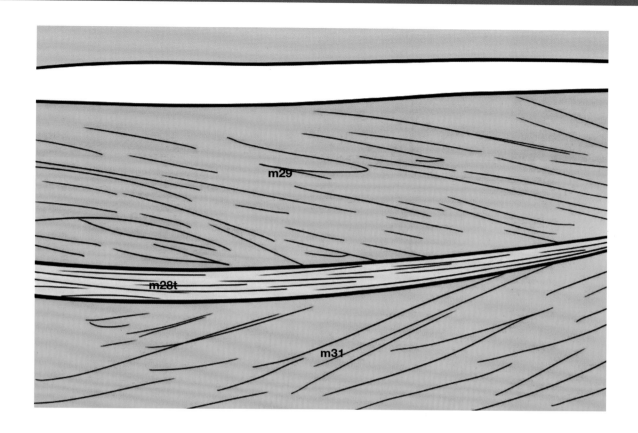

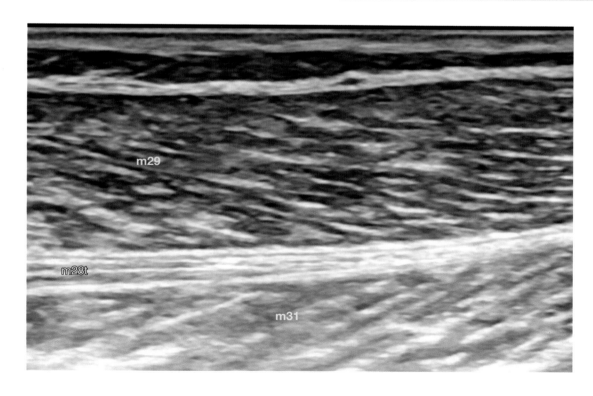

● m28t：跖肌肌
腱
● m29：内侧腓
肠肌
● m31：比目鱼
肌

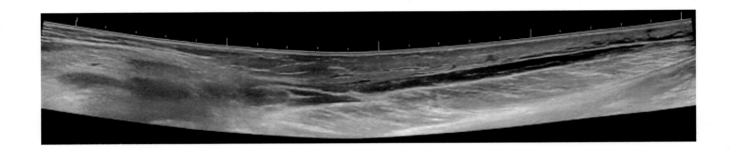

9.13 腘窝囊肿破裂

此图像显示的是破裂的腘窝囊肿。在图像的左侧可以看到囊肿的残余部分,在内侧腓肠肌后部,小腿皮肤与脂肪之间可以观察到从囊肿中流出的囊液。腓肠肌和比目鱼肌没有受到影响。

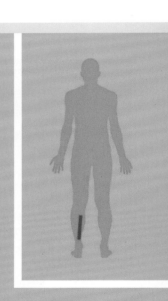

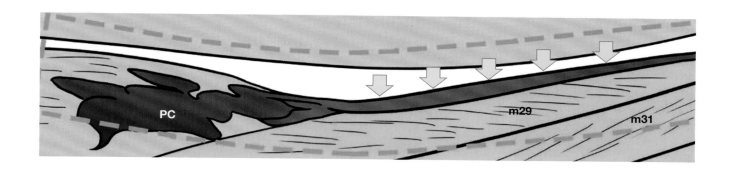

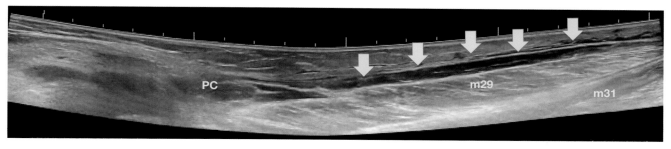

- m29：内侧腓肠肌
- m31：比目鱼肌
- PC：腘窝囊肿
- 箭头：囊液

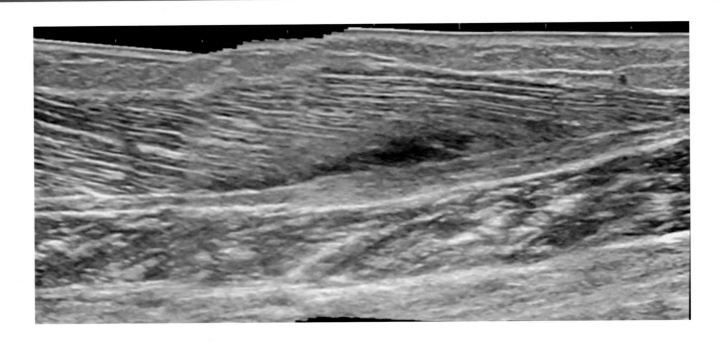

9.14 腓肠肌部分撕裂

　　与 9.13 节中的图相比，该图显示的是腓肠肌-比目鱼肌腱膜的腓肠肌内侧头部分撕裂。特点是腓肠肌内侧头的一些肌纤维收缩变短，而其他肌纤维是完整的。比目鱼肌走行是有一定的倾斜方向，其肌纤维保持完整。比目鱼肌下方是姆长屈肌，也是斜向走行的。

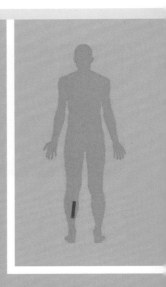

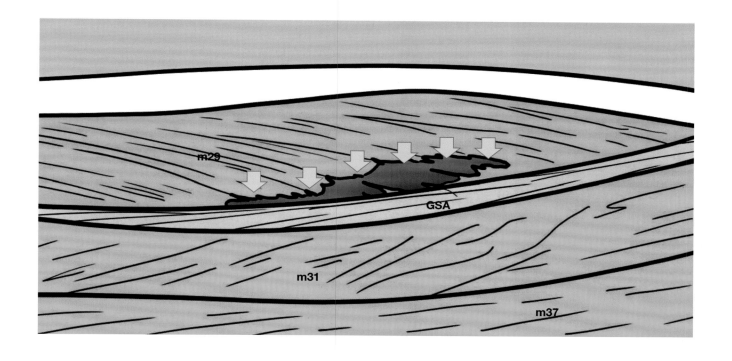

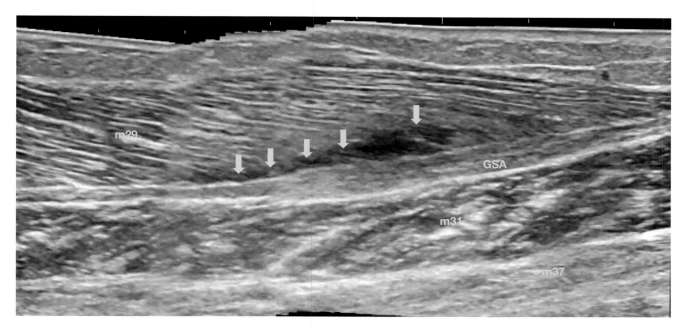

- m29：内侧腓肠肌
- m31：比目鱼肌
- m37：姆长屈肌

- GSA：腓肠肌腱膜
- 箭头：撕裂部分

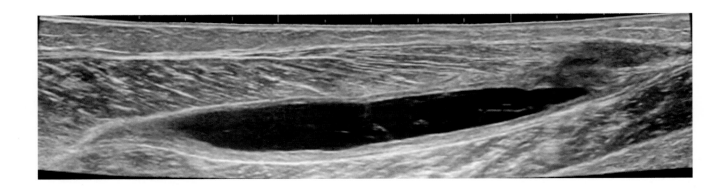

9.15 夹层血肿

　　该图像显示的是在腓肠肌-比目鱼肌腱膜内向近端延伸的一个长约9cm的夹层血肿。观察到血肿上方和下方的腱膜纤维。图像右侧的低回声区域为腓肠肌内侧头的撕裂部分。图像右下角是姆长屈肌。

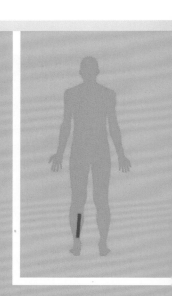

夹层血肿

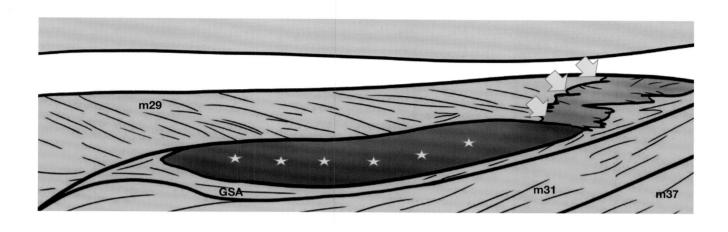

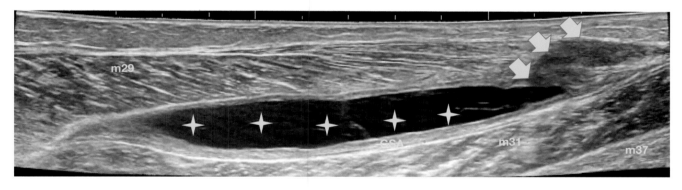

- m29:内侧腓肠肌
- m31:比目鱼肌
- m37:姆长屈肌

- GSA:腓肠肌腱膜
- 箭头:撕裂部分
- 星:血肿

（张玲玲　赵阳　译）

 扫码获取
· 配套视频
· 专家共识
· 案例分析
· 读者社群

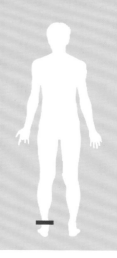

受检者仰卧位,下肢适度内旋,检查前侧和外侧;俯卧位,足部下垂,下肢内旋,检查内侧和后侧。

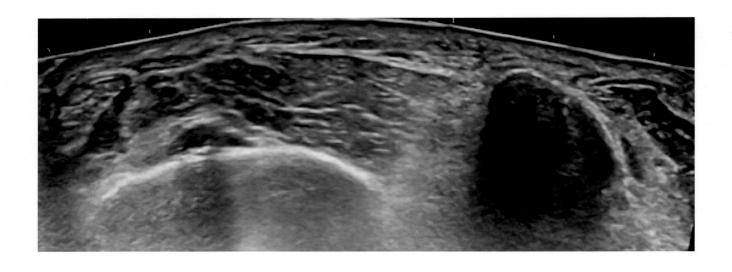

10.1 前外侧肌群

图示前肌间室内 3 条伸肌。由内向外，依次为胫骨前肌、姆长伸肌和趾长伸肌。胫前动脉走行于姆长伸肌深方。腓深神经位于胫前动脉外侧。外侧的腓骨短肌从腓骨长肌下方滑行至内侧。腓浅神经位于腓骨左侧、趾长伸肌表面。

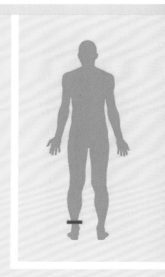

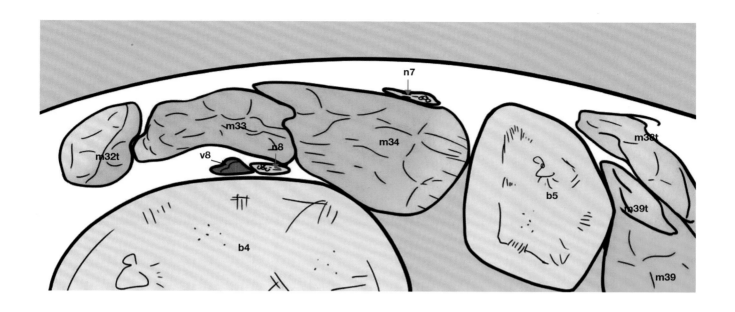

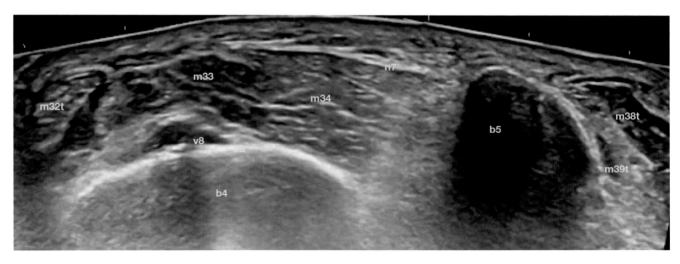

- m32t：胫骨前肌肌腱
- m33：拇长伸肌
- m34：趾长伸肌
- m38t：腓骨长肌肌腱
- m39：腓骨短肌
- m39t：腓骨短肌肌腱

- b4：胫骨
- b5：腓骨
- n7：腓浅神经
- n8：腓深神经
- v8：胫前动脉

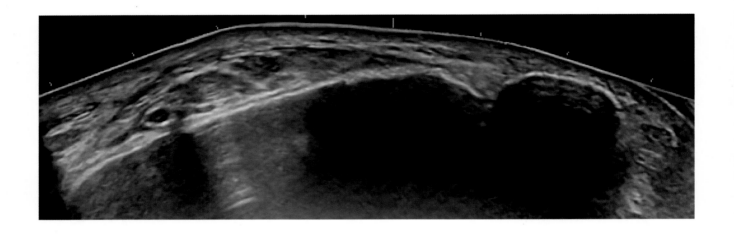

10.2 伸肌腱

此图与 10.1 节中显示的结构相似,伸肌群于胫骨远端踝关节上方移行为肌腱。

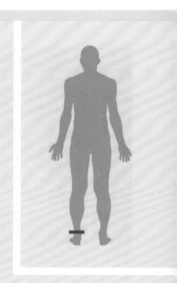

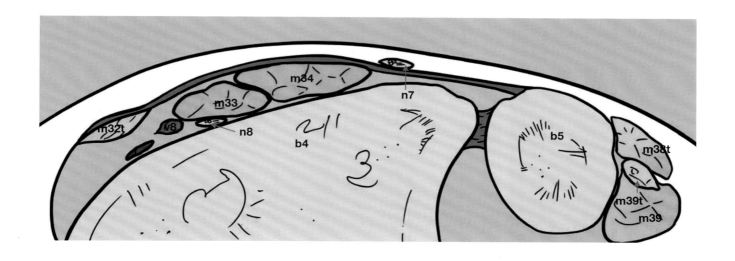

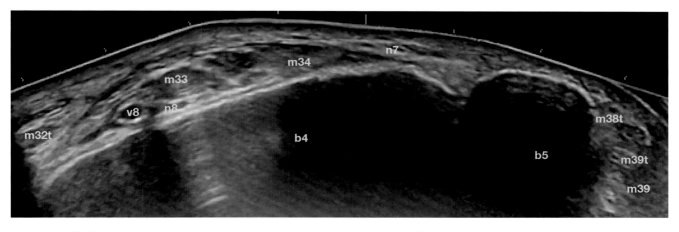

- m32t: 胫骨前肌肌腱
- m33: 跛长伸肌
- m34: 趾长伸肌
- m38t: 腓骨长肌肌腱
- m39: 腓骨短肌
- m39t: 腓骨短肌肌腱
- b4: 胫骨
- b5: 腓骨
- n7: 腓浅神经
- n8: 腓深神经
- v8: 胫前动脉

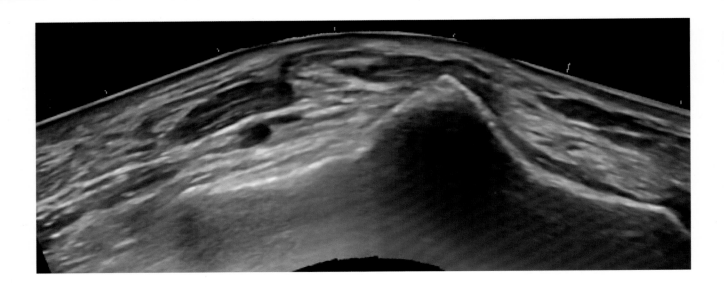

10.3　足背动脉

　　图示踝关节距骨前方结构。腓深神经移行至胫前动脉内侧。胫前动脉延伸为足背动脉。3 条伸肌腱分别走行于各自位置。外侧的 2 条腓骨肌腱并排走行至跟骨远端的腓骨结节。

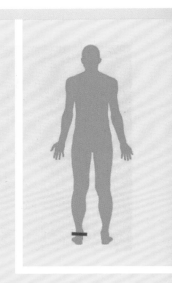

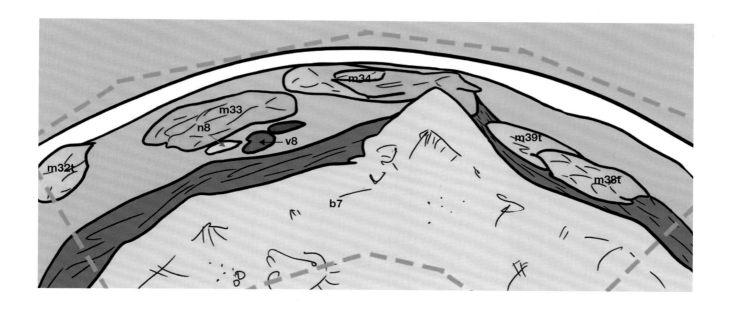

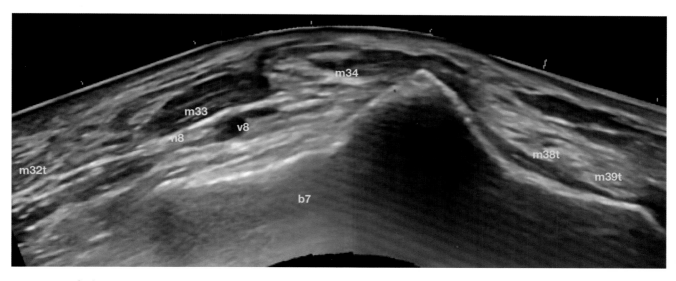

- m32t:胫骨前肌肌腱
- m33:姆长伸肌
- m34:趾长伸肌

- m38t:腓骨长肌肌腱
- m39t:腓骨短肌肌腱
- b7:距骨

- n8:腓深神经
- v8:胫前动脉

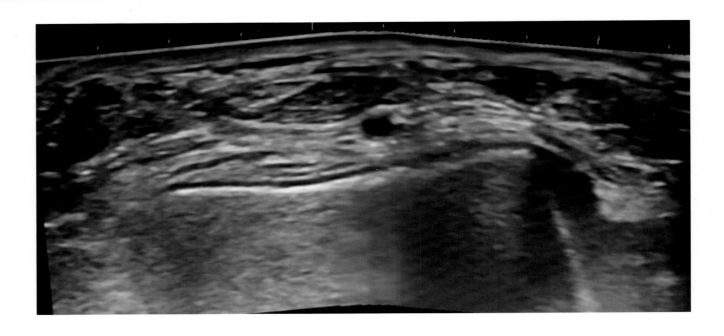

10.4　距骨圆顶

　　此图显示更加靠前的位置，可见距骨圆顶及其表面的关节软骨。上方为踝关节前脂肪垫，内含肌腱和神经血管结构。

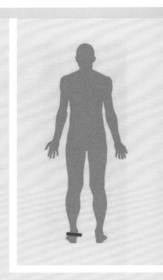

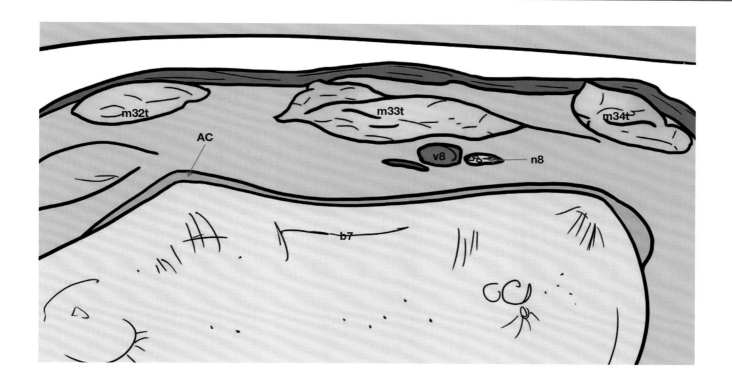

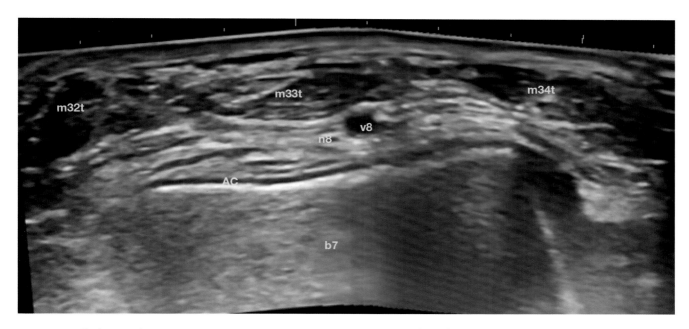

- m32t：胫骨前肌肌腱
- m33t：踇长伸肌肌腱
- m34t：趾长伸肌肌腱
- b7：距骨

- AC：关节软骨
- n8：腓深神经
- v8：胫前动脉

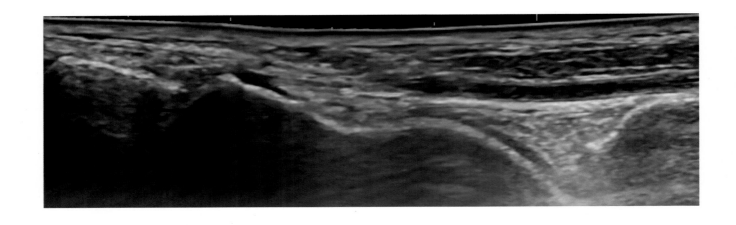

10.5　踇长伸肌

　　此图显示紧邻胫前动脉上方的踇长伸肌肌腱。其深处为踝关节前面。胫骨远端位于图像右侧,前脂肪垫紧贴其下。距骨关节面位置较深,位于脂肪垫远端。图像从中间至左侧依次为距骨圆顶、距骨颈和距骨头。图像最左侧为足舟骨。

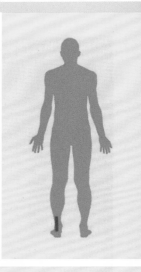

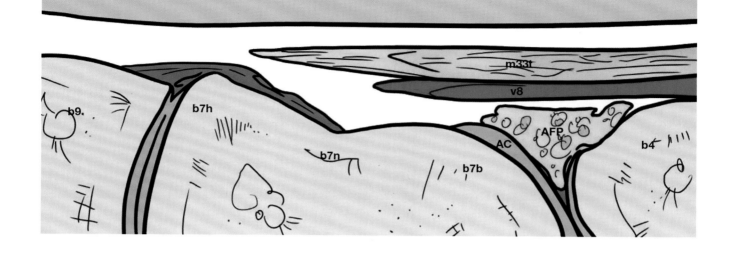

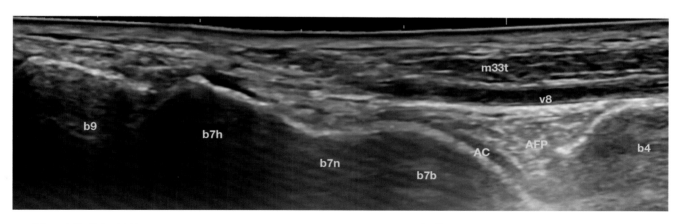

- m33t：踇长伸肌肌腱
- b4：胫骨
- b7h：距骨头
- b7n：距骨颈
- b7b：距骨体
- b9：足舟骨
- AC：关节软骨
- AFP：前脂肪垫
- v8：胫前动脉

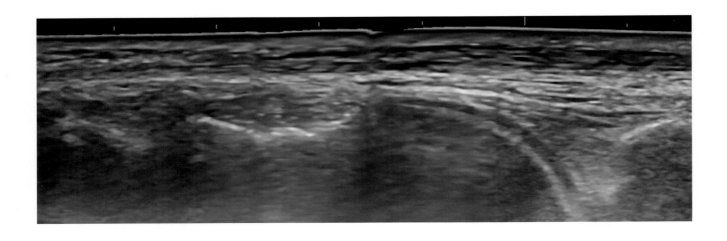

10.6 胫骨前肌

此图切面位于姆长伸肌与趾长伸肌肌腱之间。可见胫骨前肌腱位置表浅,下方为距骨圆顶的内侧关节面。图像右侧显示前脂肪垫和胫骨远端。

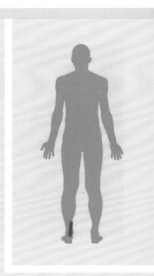

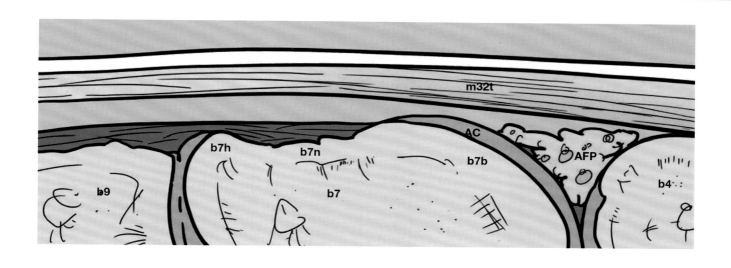

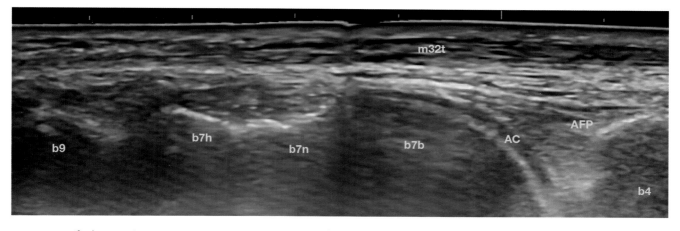

- m32t:胫骨前肌肌腱
- b4:胫骨
- b7:距骨
- b7b:距骨体
- b7n:距骨颈
- b7h:距骨头
- b9:足舟骨
- AC:关节软骨
- AFP:前脂肪垫

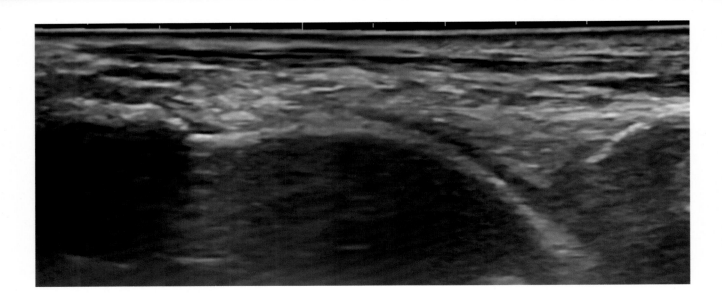

10.7 趾长伸肌

内容详见 10.6 节。

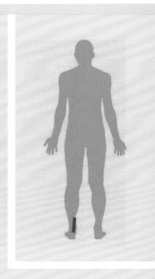

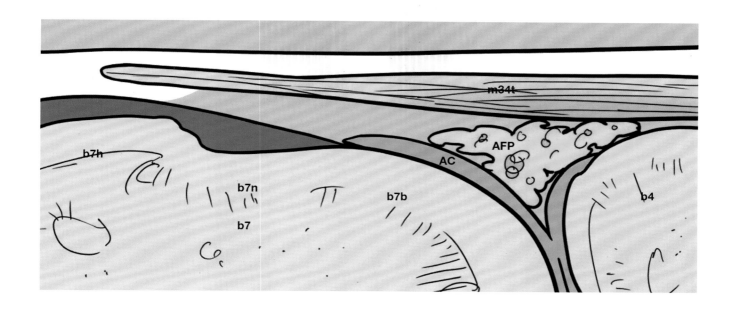

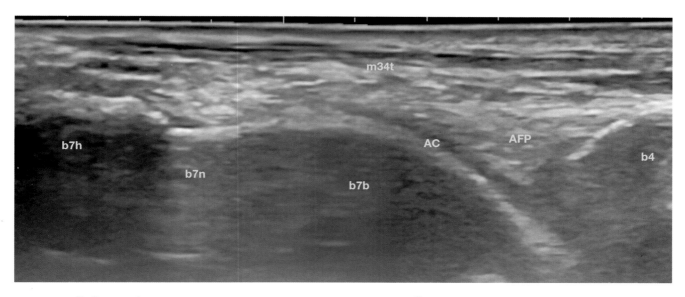

- m34t：趾长伸肌肌腱
- b4：胫骨
- b7：距骨
- b7b：距骨体
- b7n：距骨颈
- b7h：距骨头
- AC：关节软骨
- AFP：前脂肪垫

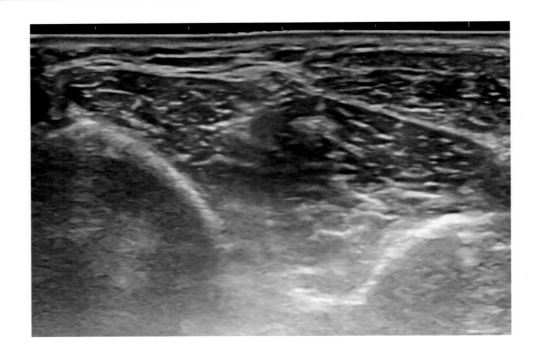

10.8 踝关节后内侧

图示踝关节后内侧。比目鱼肌和跟腱沿跛肌肌腱后方走行。胫骨后肌向内侧移行,位于趾长屈肌前方。胫动脉和胫神经仍位于趾长屈肌和跛长屈肌之间。在此层面,跛长屈肌仍显示肌肉组织,开始显示肌腹中肌腱。

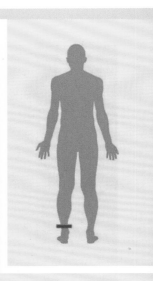

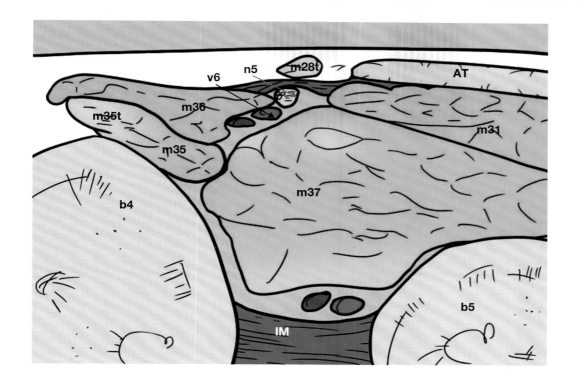

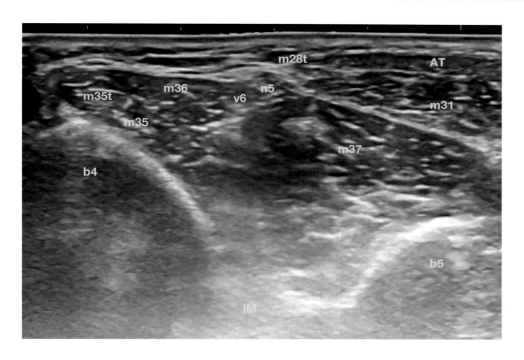

- m28t：跖肌肌腱
- m31：比目鱼肌
- m35：胫骨后肌
- m35t：胫骨后肌肌腱
- m36：趾长屈肌
- m37：姆长屈肌
- AT：跟腱
- b4：胫骨
- b5：腓骨
- IM：骨间膜
- n5：胫神经
- v6：胫动脉

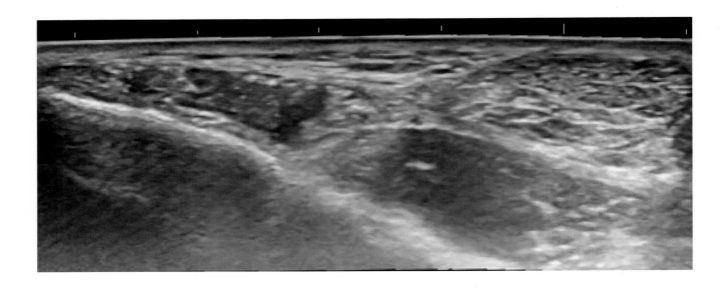

10.9　跗管

图示跗管。图像最上方显示覆盖 3 条屈肌腱的屈肌支持带。胫骨后肌毗邻胫骨前内侧，趾屈肌和姆屈肌位于外侧。姆屈肌腱紧邻胫神经深处，清晰可见。腓肠肌和比目鱼肌形成的跟腱可完全显示。Kager 脂肪垫位于跟腱和跖肌肌腱下方。

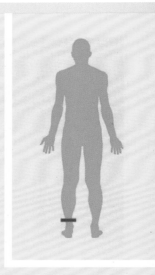

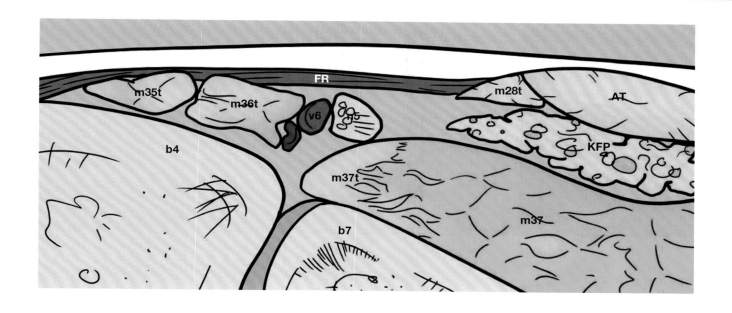

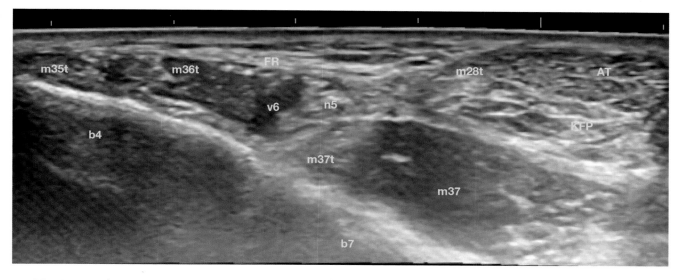

- m28t: 跖肌肌腱
- m35t: 胫骨后肌肌腱
- m36t: 趾长屈肌肌腱
- m37: 姆长屈肌

- m37t: 姆长屈肌肌腱
- AT: 跟腱
- KFP: Kager 脂肪垫
- b4: 胫骨

- b7: 距骨
- FR: 屈肌支持带
- n5: 胫神经
- v6: 胫后动脉

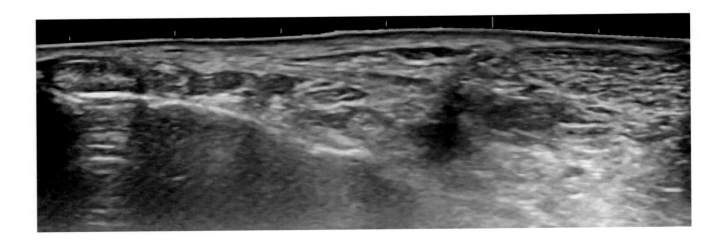

10.10　屈肌支持带

　　这幅图像包含了前一幅图像中的屈肌支持带。内侧踝关节的肌腱也与前一幅图像相同。胫神经分为内外两个分支,并与胫动脉相邻。跟腱在后方向下走行并止于跟骨后下方。

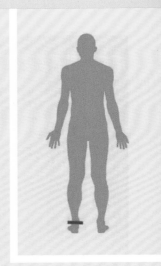

屈肌支持带

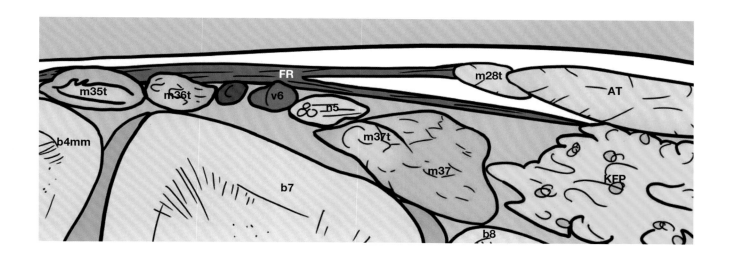

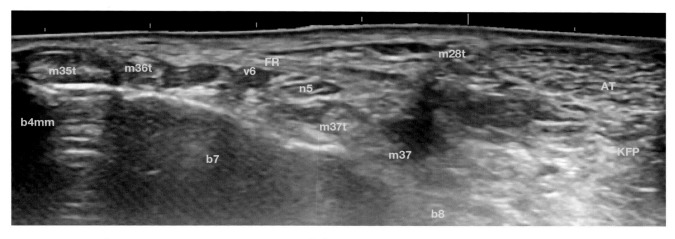

- m28t：跖肌肌腱
- m35t：胫骨后肌肌腱
- m36t：趾长屈肌肌腱
- m37t：踇长屈肌肌腱
- AT：跟腱
- b4mm：内踝
- b7：距骨
- b8：跟骨
- KFP：脂肪垫
- FR：屈肌支持带
- n5：胫神经
- v6：胫后动脉

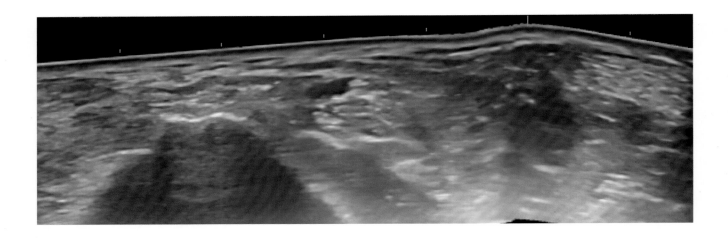

10.11　跟骨载距突

　　该图像显示的是距骨内侧面,其与跟骨载距突相关节。胫骨后肌肌腱位于该关节前面,趾长屈肌肌腱跨过跟骨载距突。三角韧带的胫跟韧带在距骨上方止于跟骨载距突。姆长屈肌肌腱走行于载距突的后方深处。胫神经分为外侧支和内侧支。而跟腱如前图所示在最外侧跨越脂肪垫走行。

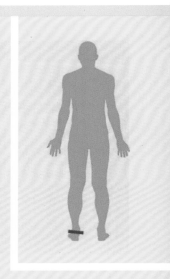

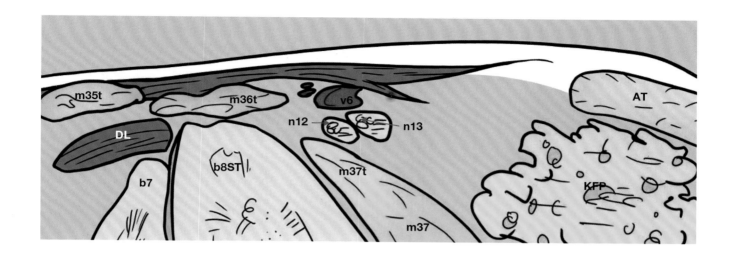

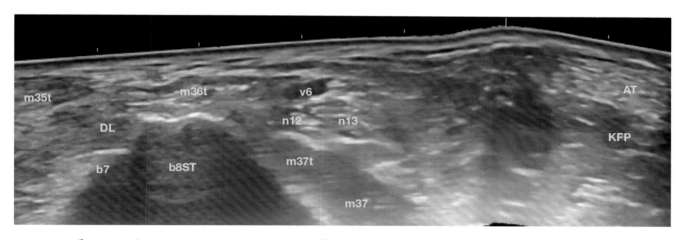

- m35t: 胫骨后肌肌腱
- m36t: 趾长屈肌肌腱
- m37t: 姆长屈肌肌腱
- AT: 跟腱
- b7: 距骨
- b8ST: 跟骨载距突
- KFP: 脂肪垫
- DL: 三角韧带
- n12: 足底内侧神经
- n13: 足底外侧神经
- v6: 胫后动脉

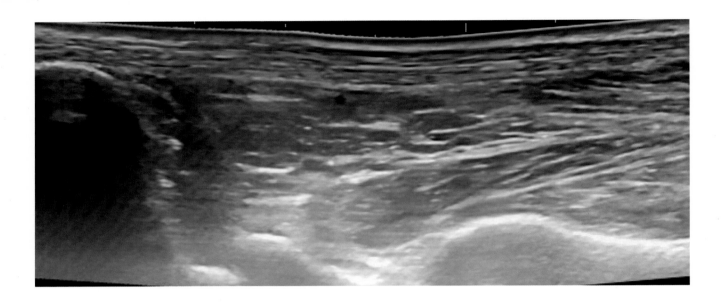

10.12 踝关节后方矢状切面

　　该图像为从踝关节后方探查的矢状切面。跟腱位于图像浅层,Kager脂肪垫在其下方。在图像左侧,可以清楚地看到跟腱止于跟骨后面。以跟骨上方的跟腱为标识可以分辨出跟骨后囊。踇长屈肌肌腱在胫骨远端和距骨上方走行。在图中央可见胫神经和踇长屈肌伴行。

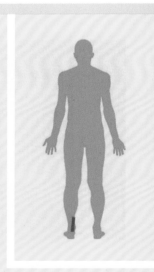

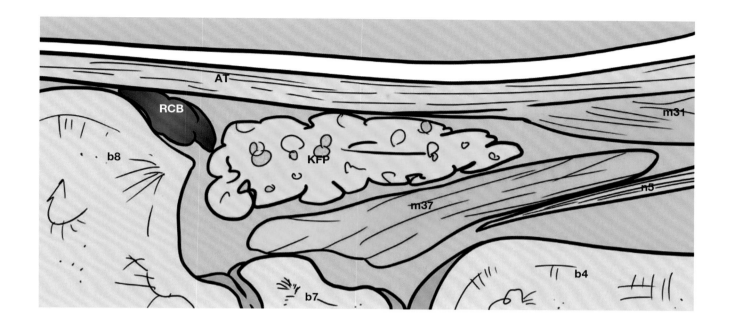

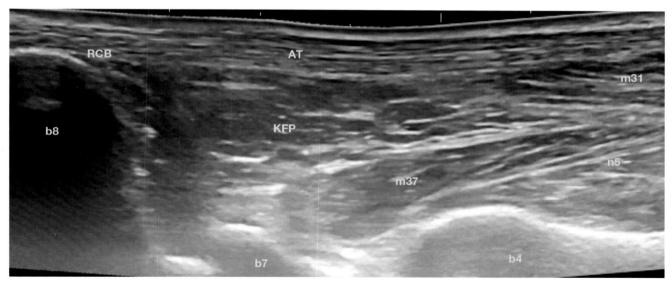

- m31：比目鱼肌
- m37：踇长屈肌
- AT：跟腱

- b4：胫骨
- b7：距骨
- b8：跟骨

- RCB：跟后滑囊
- KFP：脂肪垫
- n5：胫神经

（尹莉　吕朝阳　译）

扫码获取
- 配套视频
- 专家共识
- 案例分析
- 读者社群

索 引

臀大肌　170,197

臀中肌　172

W

腕横韧带　126

X

下孖肌　195

胸大肌　9

旋前方肌　118

旋前圆肌　87

Y

腰大肌　159

隐神经　269

月骨　123,141

Z

正中神经　53,99

跖肌　263

舟状骨　125

肘肌　93

足背动脉　308

坐骨神经　197,240